ESSAI

SUR

L'HISTOIRE NATURELLE

DE

LA GROSSESSE

ET

DE L'ACCOUCHEMENT.

ESSAI
SUR
L'HISTOIRE NATURELLE
DE
LA GROSSESSE
ET
DE L'ACCOUCHEMENT.

PAR Me ALPHONSE LEROY, Docteur, Régent, Professeur de Médecine, d'Accouchemens, & ancien Professeur de Chirurgie des Ecoles de la Faculté de Médecine de Paris.

La statue d'Isis en Egypte étoit cachée sous des voiles multipliés ; chaque siecle en enlevoit un ; Hiérogliphe sublime ! par lequel les Hiérophantes désignoient les conquêtes lentes que le travail & le tems obtiennent sur la nature & la vérité.

Détachemens de la langue primitive, par M. LE BRIGAN.

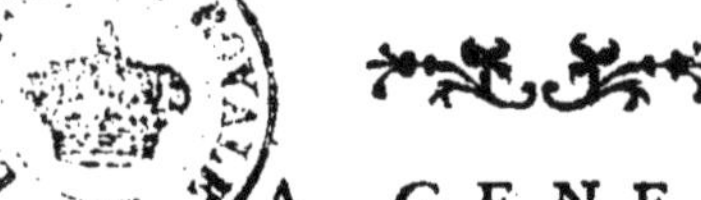

A GENEVE.

Et se trouve A PARIS,

Chez { LECLERC, Libraire, quai des Augustins ;
VOLANT, Libraire, quai des Augustins, n°. 25.
LEGRAS, Libraire, au bas du Pont-Neuf.

M. DCC. LXXXVII.

On trouve chez les mêmes Libraires, les Ouvrages suivans du même Auteur.

Recherches sur les habillemens des Femmes & des Enfans. 1772. *Il n'y en a plus qu'un petit nombre d'exemplaires.*

La Pratique des Accouchemens, contenant l'Histoire critique de la Médecine, & de la pratique des principaux Accoucheurs depuis Hippocrate jusqu'à nos jours, pour servir d'introduction à l'étude & à la pratique des Accouchemens. 1776.

Alphonse Leroy à son critique. 1776.

Recherches historiques & pratiques sur l'opération de la symphise, &c. 1778.

Observations & réflexions sur l'opération de la symphise & les Accouchemens laborieux. 1780.

Examen de l'Art des Accouchemens de M. B**, extrait de la Gazette de Santé. 1781.

Consultation *chymico-medico* légale, sur la question: l'approche de certaines personnes nuit-elle à la fermentation des liqueurs? 1780. Arrêt est intervenu en la même année en la Grand'Chambre de la Cour des Aides en faveur du Mémoire & de la Consultation.

Lettre à MM. les Rédacteurs du Journal de Paris, sur le moyen de remédier aux convulsions & de conserver les enfans. 1785.

De la Nature & de l'Homme, plan raisonné, dans lequel on rapporte à la médecine les connoissances anciennes & modernes de la physique & de la chymie. 1785.

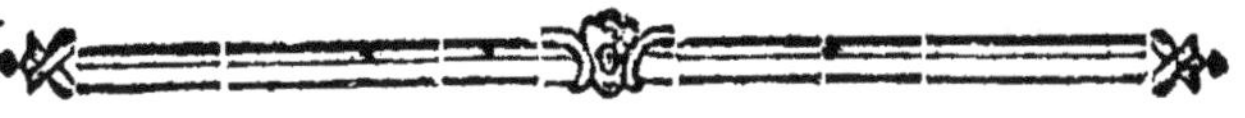

PRÉFACE.

Il feroit trop doux de cultiver avec une paſſion conſtante la ſcience néceſſaire à la conſervation de la vie, ſi l'on pouvoit en avancer & perfectionner des parties eſſentielles, malheureuſement trop dédaignées, ſans éveiller & provoquer la jalouſie de ceux entre les mains de qui elles ſont un objet purement mercantille. Il eſt peu convenable d'occuper de ſoi le public, je le ſais; mais j'eſpere qu'on me pardonnera de faire ici précéder le tableau de mes études d'un eſſai de mes travaux. On calomnie ma pratique & ma théorie. Je crois être dans l'obligation de défendre & de confirmer l'un & l'autre, pour l'utilité publique. Après avoir expoſé le mode de mes études, de mon enſeignement & de ma pratique en médecine, j'offrirai mes vues ſur la groſſeſſe & l'accouchement; parties dans leſquelles j'ai acquis quelque expérience, qu'un intérêt personnel veut obscurcir, quoique très-souvent elle ait été salutaire, comme on pourra le juger.

Porté dès ma premiere jeunesse vers l'étude, j'en ai pris l'habitude & le besoin, autant par la curiosité, sentiment qui distingue l'homme, que par la simplicité & l'austérité de mon éducation. Mes premieres études faites en province, je les recommençai dans l'Université de Paris, où j'eus le bonheur d'entendre les hommes aujourd'hui les plus célebres (particuliérement M. l'Abbé de Lille) qui communiquoient le goût qu'ils avoient reçu de la nature & perfectionné par l'étude des grands modeles. Le goût! ce vrai & seul présent qu'on doive faire à la jeunesse pour lui donner l'aptitude à tout.

Lancé à 19 ans dans la carriere du barreau, je n'y trouvai pas l'aliment que je cherchois. En réflechissant que l'homme, plus occupé de l'intérêt de sa fortune que de celui de sa vie, avoit dû moins cultiver la médecine que les loix, je fus porté à 23 ans à l'étude de la nature par ce goût, cet amour ardent qu'a toujours la jeunesse, de faire quelque bien public. Amour du bien public ! doux besoin du cœur que la société n'a pas corrompu.

Le célebre *le Cat*, plein d'imagination, Chirurgien de l'Hôtel-Dieu de Rouen, ma patrie, confirma mon penchant & alluma chez moi l'enthousiasme pour une science qui, bien cultivée, peut concourir à la gloire & à la population des empires. Il me recommanda fortement, sans avoir égard à aucune de nos distinctions sociales, d'unir la pratique de la chirurgie & de la médecine à leur théorie : persuadé d'ailleurs qu'en unissant ainsi l'action à la méditation, je suivrois un penchant que donne à tous mes compatriotes leur éducation, leurs loix particulieres & leur sol.

Je commençai par lire quelques ouvrages philosophiques d'Hippocrate ; &

le hasard m'ayant fait tomber sur l'admirable traité des animaux d'Aristote ; ces grands ouvrages me donnerent une impulsion, un mouvement tout-à-la-fois médical & philosophique qui ne s'est point arrêté. Tous mes travaux depuis s'y sont toujours adaptés.

La médecine, qu'on appelle une science conjecturale, m'a paru l'être infiniment moins qu'une autre, quand elle a trois bases solides, l'anatomie, la chymie & la physique expérimentale. Ce sont les trois portes du sanctuaire de la nature : quiconque saura les ouvrir, verra que la médecine peut avoir aujourd'hui l'existence la plus solide & la plus brillante, & qu'elle pourroit révéler en ce siecle, ce qu'autrefois elle ne faisoit que prédire.

J'ai cultivé ces trois branches avec une ardeur suivie, & j'ai cherché toujours à établir des rapports entre chacune des connoissances qu'elles offrent, & la pratique de la médecine.

J'ai ſongé à communiquer mes connoiſſances par l'enſeignement, & je crois les avoir perfectionnées & étendues, même en les communiquant. En promulgant ce qu'il y a de plus frappant dans les ſciences, les grandes vérités d'un ordre général, qui doivent faire la baſe de la pratique, & auxquelles il importe d'attacher les étudians, j'ai fait éclore en quelques-uns le goût de la médecine, & chez ceux qui en avoient le goût, j'ai ſouvent eu le bonheur de faire naître & de ſoutenir l'enthouſiaſme. Mes éleves répandus dans diverſes provinces & dans divers royaumes, ont acquis, les uns par leurs ſuccès dans la pratique, d'autres par les places dont ils ont été honorés, une célébrité dont ils m'ont toujours payé généreuſement le tribut dans leurs lettres pleines de ſenſibilité ; ce qui m'a fait un bonheur que je ne changerois pas pour un autre.

J'ai peu écrit, peu deſiré d'écrire, perſuadé qu'on ſe multiplie mieux par un enſeignement ſuivi, que par des ouvrages; (vu ſur-tout l'eſpece de déluge dont l'imprimerie menace l'eſprit humain) à moins que des ouvrages ne ſoient le produit de nombre d'années paſſées dans le cabinet; ce qui eſt impoſſible à un médecin qui exerce ſon art. Les vrais livres à faire pour lui, ce ſont des éleves. Dans ces livres vivants, les idées ſe développent, & ſouvent dans les ouvrages elles ſe reſſerrent. Les éleves influent ſur le préſent & l'avenir: les livres, même les meilleurs, n'ont pas toujours une influence très-étendue. C'eſt pourquoi j'ai cru qu'un enſeignement public de médecine théorique & pratique ſeroit d'une utilité bien plus grande que tout autre enſeignement particulier.

Chargé par la Faculté de profeſſer pendant une année la chirurgie françoiſe, je fis pour l'ouverture de ſes écoles, un diſcours public, dans lequel j'établis quels ſont les vices radicaux de l'enſeignement public & particulier de la médecine & de la chirurgie, quels ſont les moyens de les détruire. La Faculté qui, de tout temps, a accueilli ce qui lui a paru convenir au bien général, arrêta que ce diſcours ſeroit imprimé à ſes frais: mais je n'ai point publié ce plan, dont l'exécution exigeroit une attention ſpéciale & une volonté ferme de la part du Gouvernement.

Mon plan en médecine a dirigé néceſſairement mes travaux ſur toutes les branches des ſciences naturelles. Mais on a voulu me claſſer pour me réléguer à certaines parties; comme ſi 23 ans employés continuellement à l'étude, ne permettoient pas d'embraſſer la ſcience entiere. Il en eſt réſulté que l'on m'a légérement accuſé de porter dans mes études un amour de nouveauté, un goût de ſyſtême. Toutes ces imputations haſardées n'ont point éteint ma paſſion de m'inſtruire. Soutenu dans ma marche, par un ſentiment profond, j'ai apperçu de bonne heure que dans la nature tout s'enchaîne & ſe lie, & que nos diviſions &

diſtinctions dans les ſciences & les arts, n'appartiennent qu'à l'homme.

Pour parcourir mieux le labyrinthe de l'économie humaine, il m'a paru néceſſaire d'étudier celui de la femme, où l'on apperçoit mieux que chez l'homme, & plus fréquemment, la cauſe & la marche des déſordres. D'ailleurs la dégénéreſcence de l'eſpece commençant toujours dans la nature par les femelles, étudier les maux des femmes, c'étoit remonter à la ſource de ceux de l'eſpece humaine entiere.

La femme eſt un être foible, que la douleur afliége au printemps de ſon âge, au milieu de ſa vie, au déclin de ſes jours. Les phénomenes étonnans que ſa conſtitution offre ſans ceſſe, attirerent dans les premiers tems, preſque tous les regards de la médecine. De tous les recueils d'obſervations & des remedes dépoſés dans les temples d'Eſculape, ceux qu'on raſſembla les premiers, & qui avoient pour objet les maladies des femmes, furent recherchés comme les plus précieux & les plus néceſſaires. La politique elle-même ſur cet objet important, anima la médecine ancienne à de grands efforts. Les gouvernemens anciens, peut-être plus occupés que les nôtres des avantages d'une population nombreuſe & robuſte, regarderent les femmes & les enfans comme la reſſource & le ſoutien de la patrie.

Il me ſemble, qu'éloignés du point où l'obſervation chez les anciens avoit conduit cette partie capitale de la médecine, nous avons perdu de vue qu'il exiſte, ainſi que le dit Hippocrate, une différence radicale, innée entre l'homme & la femme : on ſeroit même tenté de croire en conſidérant la maniere dont les différentes branches de l'art de guérir ſont à préſent enſeignées, que l'homme en ſoit le ſeul ou au moins le principal objet.

On n'a point encore publié de travaux, fruits d'une étude profonde, ſur l'économie animale des femmes & des enfans.

Aucun ouvrage n'a encore paru depuis Hippocrate, dans lequel on ait rapporté toutes les connoissances que renferme la médecine, à la maternité future, présente ou passée, comme à un centre commun, d'où doit partir une vive lumiere. C'est d'après ces idées que m'a fourni l'observation que je me suis attaché spécialement dans mon enseignement aux maladies des femmes. Il est résulté de cette marche que les grands principes de l'art de guérir ont été plus facilement saisis par mes auditeurs.

La femme étant spécialement destinée à la reproduction, l'art des accouchemens dut entrer & en effet entra dans mon plan d'étude, de pratique & d'enseignement. Aucun médecin en France ne s'étoit encore avant moi assujetti à la peine d'accoucher en présence des étudians de malheureuses femmes du peuple, comme je l'ai pratiqué pendant plus de 12 ans ; & en effet, les préceptes ne se gravent bien dans l'esprit, sur-tout des jeunes gens, qu'autant que l'œil & la main touchent ce que l'oreille reçoit pour le transmettre au jugement. C'est dans un art qui détruit ou conserve la vie qu'on devroit s'attacher à l'importance de cette grande vérité.

Il sembloit autrefois que la derniere borne de l'esprit humain, étoit la conception de l'art des accouchemens ; mais d'après la maniere dont cet art étoit tracé dans les livres, il étoit impossible d'arriver au but. Laissant-là tous les livres, j'ai pris modele sur la nature : je l'ai observée & j'ai dessiné sa marche dans un ouvrage historique, dans lequel je me suis élevé contre des erreurs accréditées. Aussi-tôt un auteur anonyme, dans une critique indécente est venu me jetter le gantelet. J'ai cru devoir le ramasser, afin de publier & d'établir mieux encore des principes nécessaires, que j'ai développés de plus en plus, & dans d'autres extraits d'ouvrages, & dans quelques examens d'observations que MM. les Rédacteurs du Journal de

Médecine & de la Gazette de Santé, ont exigé de moi pour le progrès de l'art des accouchemens.

Une opération nouvelle est indiquée par M. Sigault : j'en rends l'exécution facile, utile & sûre ; nous nous réunissons : M. Sigault pratique l'opération, & nous obtenons un enfant vivant, qui d'après l'état de l'art des accouchemens n'étoit destiné à vivre qu'en donnant la mort à sa mere. Par nos soins réunis l'un & l'autre sont conservés. L'Europe entiere a l'œil attentif sur ce nouveau moyen de donner le jour à l'espece humaine. Je pratique six fois cette opération, & même avec de nouveaux succès : je la soutiens contre les frivoles objections qu'on ne cessoit de répéter & de réimprimer, quoique je les eusse détruites, & par des succès, & par deux ouvrages entrepris à ce sujet. Voilà une matiere de fermentation jettée dans le corps de la chirurgie, où plusieurs membres ont vu avec chagrin & malheureusement peut être avec humeur, que cette opération avoit été conçue & pratiquée par des Médecins.

J'ose écrire qu'il ne faut point d'instrumens, c'est-à-dire de forceps, dans l'art des accouchemens. Depuis 22 ans je ne les ai employés qu'une fois; encore j'eusse pu m'en passer. Pour donner efficacement tout secours aux femmes dans leur accouchement. Il faut s'attacher à une profonde connoissance de l'état de l'économie de la femme grosse & accouchante. J'ai écrit qu'il seroit important pour la population que les médecins se livrassent en France à l'étude & à l'enseignement des accouchemens que l'Allemagne, & sur-tout l'Angleterre & la Prusse, ont senti l'importance de cette vérité, & en ont éprouvé les heureux effets: voilà matiere à dispute & à guerre.

Je ne cherchois aucune célébrité dans l'art des accouchemens. J'avoue même que je la craignois, parce qu'elle pouvoit nuire,

& en effet, elle a nuit à mon plan de pratique & d'enseignement. On donnoit aux étudians en médecine une fausse idée de mes cours, & c'est pour la rectifier que je publiai l'an dernier un petit ouvrage où je donnai le cannevas de mon enseignement, sous le titre *de la Nature & de l'Homme* : on y voit l'application que j'ai cru pouvoir faire à la médecine des connoissances anciennes & modernes de la physique & de la chymie ; j'y rapporte l'homme à la nature entiere, & la nature entiere à l'homme (1). Néanmoins on s'est éloigné d'être juste à mon égard ; car quelques méde-

(1) M. G***, très-connu par des travaux littéraires pleins d'esprit & de sensibilité, fixa son attention sur le vaste de mon plan d'étude, & m'écrivit dans le Mercure de France, une lettre où il prouve, avec des graces qui n'appartiennent qu'à sa plume, qu'une science ne s'agrandit que lorsqu'on y joint une grande étendue de connoissances pour multiplier ses rapports & ses analogies. C'est ce besoin senti d'un grand ensemble,

cins consultés sur l'opinion qu'on pouvoit prendre de mes talens, m'accordoient des connoissances en accouchement & en physique; les chirurgiens, des connoissances en médecine & en chymie; les chymistes, des succès en pratique; ensorte qu'en même tems que chacun défendoit son bien, il n'étoit envers moi généreux que de ce qui ne lui appartenoit pas.

C'est beaucoup trop parler de moi sans doute; mais j'ai cru devoir exposer mes travaux & mon zele, pour les progrès d'une science & d'un art que notre sociabilité rend de plus en plus nécessaire.

On me force de paroître au grand jour: mais avec le goût de la solitude, où la nature se communique à l'homme, je me suis préparé à ne pas le craindre, plutôt qu'à m'y produire. L'homme livré à

qui a fait naître l'Encyclopédie qui, comme l'observe très-bien M. G***, aura toujours le défaut de n'être pas l'ouvrage d'un seul.

l'étude, ſemblable à ceux qui ſont montés ſur la cime des montagnes primitives, voit ſous ſes pieds les tempêtes excitées par les paſſions des hommes. Son ame montée à l'admiration du bien qu'il contemple & de celui qu'il peut faire, eſt invariablement tournée & fixée vers ce bel objet : il recule les bornes de ſon exiſtence : il appelle à lui, non l'or qui fait un point dans ce globe, mais la nature entiere avec laquelle il s'identifie. A ce moyen le tems & la vie, qui ſouvent ne ſont qu'un fardeau inſupportable pour ceux qui ne ſavent pas en calculer les biens & les maux, ſont pour lui un préſent du ciel dont il connoît tout le prix. Connoître, aimer la nature, voilà le ſouverain bien. Tout autre échappe, celui-là ſeul eſt intariſſable.

HISTOIRE

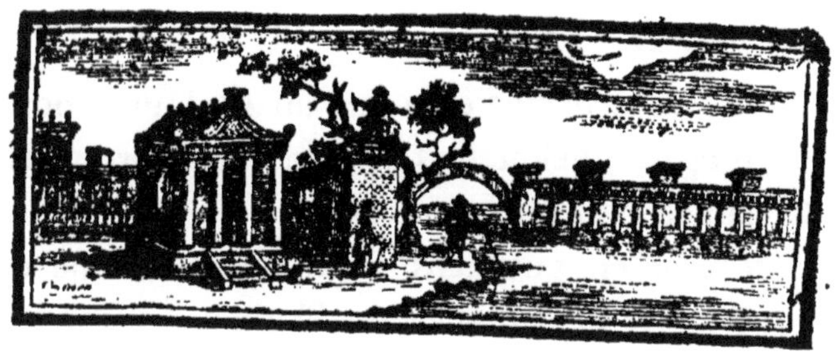

HISTOIRE NATURELLE

DE LA GROSSESSE

ET DE L'ACCOUCHEMENT.

L'HOMME ne ſent jamais mieux ſa dignité que quand il étudie l'harmonie de ſes reſſorts. Son intelligence, chef-d'œuvre de la divinité, va ſeule, juſqu'à pouvoir connoître, diriger & modifier la force active qui préſide à l'organiſation. Tel eſt le pouvoir que l'homme acquiert par la médecine. La médecine conſerve ce que la ſociabilité détruit : elle améliore & embellit l'exiſtence : elle ſoutient l'homme en activité, arrête ſa détérioration, ſa décrépitude, & ſeule écarte les fléaux qui l'accableroient s'il étoit abandonné uniquement à lui-même, ou à la nature, qui, embarraſſée de ſa richeſſe, ne s'occupe que des eſpeces, & lui livre le ſoin des individus. La médecine eſt donc un art dont le pouvoir égale quelquefois celui de la nature : c'eſt la nature perfectionnant la nature.

Je n'ai en vue dans ce foible eſſai que de contempler la naiſſance de l'homme. J'établirai d'abord les changemens qui, pour ſon organiſation, arrivent dans la femme. Je décrirai enſuite la ſtructure étonnante du viſcere, où recevant ſes premiers développemens, il s'accroît ſuffiſamment pour vivre par lui-même. Enfin, j'indiquerai les travaux qui l'amenent à la lumiere. Je voudrois avoir le mérite de donner ici le germe d'un ouvrage meilleur & plus complet : j'aurois au moins préparé de loin l'amélioration du ſort d'un ſexe qui, moitié du genre humain, porte la plus forte influence ſur l'autre.

Lorſque la femme a conçu, les changemens les plus étonnans ſurviennent dans toutes les parties de ſon organiſation. L'union des principes conſtituants de ſes ſolides & de ſes fluides eſt altérée ; tout change en elle. C'eſt un autre ordre de fonctions, d'élaborations & de ſecrétions dans la tête, la poitrine & le bas ventre : les nerfs, les arteres, les veines, le tiſſu cellulaire, les muſcles, la pituite, la limphe, le ſang, tout ſubit des changemens. Autre accord, autre harmonie, dont l'obſervation ſeule peut rendre raiſon des phénomenes étonnans de la groſſeſſe. La femme devenue groſſe, perd dans ſon enſemble & dans chacune de ſes parties une portion d'exiſtence : cette ſomme de vitalité n'eſt perdue qu'en apparence. C'eſt une autre diſtribution du principe moteur élaſtique qui circule par-tout, & dont la partie la plus pure & la plus énergique eſt attachée au cerveau & aux nerfs. La matrice recueille ce fluide actif, pour en corroborer celui du fœtus. Ainſi chaque ſolide, chaque fluide, chaque organe porte en tribut, au nouvel être, une portion de ſon énergie. La matrice poſſede donc alors, en propre & en commun avec l'enfant, plus de vitalité qu'aucune autre partie. C'eſt ſans doute pour cette raiſon qu'elle devient après la conception, le centre des ſenſations, la corde ſenſible de tout le ſyſtême harmonique de l'économie de la femme.

La vie du fœtus eſt dans le commencement confondue avec celle de ſa mere, & l'on peut aſſurer qu'il eſt, dans ſon origine, plus uni à ſa mere par le principe élaſtique inviſible de l'exiſtence, que par les liqueurs qu'il en reçoit pour ſa ſubſiſtance. Ces deux exiſtences qui d'abord n'en font qu'une, insensiblement se séparent. Ces rapports sont bien admirables, mais aussi bien incompréhensibles pour qui n'a pas approfondi toutes nos découvertes modernes, sur la nature du feu, de la lumiere & de l'électricité ; & n'a pas comparé ses travaux, sur ces fluides élémentaires élastiques, avec le principe élastique qui constitue la vie. Les bornes de cet écrit ne nous permettent pas des éclaircissemens qui nous entraîneroient hors de notre sujet. Ce sera l'objet d'un autre ouvrage sur l'enfance, & sur-tout d'une dissertation que je publierai sur le feu considéré dans la nature & dans l'homme.

On pourroit comparer la mere & l'enfant à deux instrumens inséparablement unis ; l'un grand & fort ; l'autre petit & foible ; mais du reste parfaitement homogenes entre eux, parfaitement à l'unisson. Une corde du grand instrument ne peut être touchée sans que la même corde vibre sur l'autre. Il y a dans la nature des preuves d'une semblable correspondance, propres à expliquer pourquoi, lorsque l'imagination d'une femme grosse est vivement frappée, des attouchemens sur quelque partie de son corps, vont désorganiser la peau du fœtus, qui est chez lui ce qu'il y a de plus altérable, précisément dans les parties similiaires. Ainsi, pour en donner un exemple, la vive colere porte le sang à la tête, mais les membranes, les os, en empêchent l'éruption. Une femme grosse se mit un jour en une colere extrême. Le sang porta si vivement à la matrice & en même tems au cerveau de l'enfant, qu'elle avorta quelques heures après. On vit un pariétal du fœtus brisé : le sang s'étoit épanché dans le cerveau : ensorte que l'on seroit presque tenté de croire ce qu'avoit dit Harvée, d'après une méditation profonde, & que Maupertuis a trop cherché à ridiculiser, sans doute parce qu'il n'en concevoit pas le principe, c'est que la matrice qui a conçu, reçoit des impressions comme le cerveau.

La vie de l'enfant est subordonnée comme on le voit, à celle de sa mere. Dans le principe, il n'est qu'une graine ; il devient un végétal, puis un amphibie. Il prend d'abord sa nourriture à l'extérieur, comme les végétaux : il ne se nourrit à l'intérieur, comme les animaux, que quand il s'est perfectionné : *car en proportion que nous nous perfectionnons, nos opérations sont plus intérieures.* L'enfant, dans son principe, étant une espece de végétal, est nourri par un suc peu animalisé, & presque végétal lui-même. C'est pour former ce ſuc nouveau, que toutes les liqueurs de la femme ſe décompoſent, & qu'enfin l'animaliſation rétrograde dans ſes ſolides & dans ſes fluides.

Parcourons rapidement les altérations que produit la groſſeſſe dans le cerveau, dans la poitrine, dans le bas-ventre, ainſi que dans toute l'économie de la femme. Ces contemplations ne raſſaſient pas ſtérilement notre avide curioſité; elles ſont, comme on va le ſentir, d'une utilité très-grande, pour la perfection & l'améliora-tion de notre eſpece.

Le cerveau, par la conception, perd une portion de ſon énergie. Lorſqu'à cette époque les forces élaſtiques vitales ſont déjà affoiblies, il arrive quelquefois une réſolution ultérieure: enſorte que la conception quelquefois eſt pour la femme l'époque d'une maladie, d'une fievre lente nerveuſe, ou d'un autre accident de ce genre.

Les vapeurs diſſoutes dans l'air, ſe réſolvent en eau, ſur la cime des montagnes; de-là elles s'épanchent ſur la ſurface & dans l'intérieur du globe. Ainſi les vapeurs aqueuſes de l'économie ſe réſolvent dans le cerveau en une eau animale principe, qu'on appelle pituite, laquelle découle de la tête dans toutes les chairs, dans toutes les parties de l'économie. Cette eau principe, après la conception, se résout dans le cerveau affoibli en une plus grande abondance : de-là vient, si cette secrétion est en excès, des fluxions, des rhumatismes, des pesanteurs & autres accidens semblables. Les anciens ont mieux connu que nous, la circulation de cette eau d'animalisation, premier principe de tous les autres fluides. Et sur cet objet Hippocrate est admirable.

Si les fonctions physiques du cerveau sont affoiblies, les fonctions morales qui en dépendent ne le sont pas moins : l'intelligence est plus foible, les idées sont moins assurées, le jugement est moins ferme. Les passions alors sont vives & de peu de durée, comme dans l'enfance. Aussi l'état de grossesse des femmes, impose à l'homme le devoir le plus strict de la douceur & de la complaisance. Moïse en fit une loi : la nature inspire à l'homme honnête de céder alors à leurs volontés mêmes les plus bizarres. Les rois d'Espagne, dit madame de Launay dans ses Mémoires, conservoient tellement le respect & la complaisance pour les femmes grosses, qu'ils se montroient autrefois toutes les semaines, & se laissoient approcher & toucher, en supprimant toute étiquette, de celles du peuple qui étoient en cet état. Puisse ainsi l'observation, l'étude & la science des loix de la nature, nous donner des mœurs qui soient la félicité des deux sexes!

La respiration, cette fonction de la poitrine essentielle à la vie, subit aussi par la grossesse des changemens. Mais pour les expliquer, il faudroit bien développer quels principes élémentaires d'eau & de feu, l'air que nous respirons, apporte à notre économie. Il faudroit dire pourquoi la femme, toute proportion gardée, respire moins dans un tems donné que l'homme. La poitrine de la femme est moins ample & moins profonde que celle de l'homme; elle respire moins d'air que lui en un tems donné, parce qu'elle est moins animalisée. La grossesse, en diminuant l'animalisation, doit diminuer & diminue en effet le besoin de respirer. Rien n'est plus admirable, sur-tout si l'on considere que l'espace qu'occupera l'enfant, doit rendre d'ailleurs cette diminution de respiration nécessaire.

Quand au bas-ventre, l'altération pendant la grossesse y est plus sensible qu'ailleurs. Le principe salin des sucs de l'estomac & des intestins se trouve plus à nud : il en résulte des changemens innombrables.

Les sucs intestinaux, qu'on appelle gastriques, ayant perdu une portion de leur phlogistique, c'est-à-dire, de leur feu, leur principe acide ou salin, est plus à nud : étant moins neutralisés, ils sont plus dissolvans : il en résulte qu'ils tiennent en une plus grande dissolution, la lymphe & le principe muqueux, terreux, solidifiant.

Cette dissolution est absolument nécessaire pour la mere & pour le fœtus. Par elle le sang se résout pour faire secrétion d'une nouvelle liqueur, le lait. Dès-lors les sucs nourriciers sont moins propres à faire dans l'économie de la femme, la secrétion d'un principe gras & huileux : aussi n'est-il pas ordinaire qu'une femme grosse prenne plus d'embonpoint. Si ces décompositions nécessaires vont trop loin, il s'ensuit un affoiblissement dans les fonctions des intestins, d'où une foule de désordres. Les digestions sont troublées : ce sont des aigreurs ; des vomissemens ; des diarrhées ; des goûts qui semblent bizarres à qui ne connoît pas la nature : goûts cependant que donne le pur instinct, le besoin, pour le maintien de l'équilibre & le remede à ces désordres. Les maux dans la grossesse, comme dans toutes les autres opérations de la nature, naissent de ses biens : c'est-à-dire des moyens qu'elle emploie & des loix immuables qu'elle ſuit pour la propagation de l'eſpece, ſans avoir égard aux individus, dont, comme je l'ai dit, elle abandonne la conſervation aux ſoins de la médecine.

Après avoir vu les changemens qui ſe paſſent dans les trois cavités, le cerveau, la poitrine & le bas-ventre ; c'eſt-à-dire, dans les fonctions animales, vitales & naturelles, conſidérons les changemens qui arrivent dans tout l'enſemble de l'économie.

Dans tous les tems de la vie, il s'établit une ſomme principale d'élaboration & de ſanguification en une partie principale de l'économie animale. L'activité dans l'enfance eſt à la tête ; elle eſt à la puberté aux parties génitales ; c'eſt juſqu'au milieu de la vie à la poitrine ; & pendant l'autre moitié de nos jours au bas-ventre. Voilà un grand fait, une grande vérité, qui doit être baſe fondamentale de la pratique de médecine : j'en ai démontré toute l'importance & toute l'utilité dans ma lettre ſur la conſervation des enfants.

Cette activité pendant la groſſeſſe, eſt dirigée toute entiere vers la matrice : elle eſt reſervée pour l'accroiſſement du fœtus : elle eſt ſuſpendue & aſſoupie dans tout le reſte de l'économie. Qu'une femme éprouve les accès d'une fievre intermittente, qu'elle soit accablée des maux de nerfs, ses maux & leurs accès, par la grossesse, sont le plus souvent suspendus jusqu'après l'accouchement. La nature ne fait alors de secrétions qu'autant qu'il en faut pour conserver la vie. La marche progressive ordinaire est suspendue : car les os fracturés d'une femme, dans l'état de grossesse, le plus souvent ne se réunissent point. Point de soudure dans ce tems. Le plus communément l'agglutination des parties ne s'accomplit qu'après l'accouchement.

Cette suspension des travaux de la nature, pendant la grossesse, est un gage assuré de vie, pour la femme, pendant sa grossesse. On peut assurer physiquement qu'une femme enceinte conservera le jour jusqu'à son accouchement. La mort respecte à tel point la femme en cet état, que depuis vingt deux ans, je n'ai connu dans Paris que 4 victimes, & deux l'ont été par un fausse application de l'art. Néanmoins les maladies épidémiques peuvent attaquer les femmes, mais très-rarement on en a des preuves. Le méphitisme, quand il a été reçu dans l'œconomie pendant la grossesse, ne produit ordinairement sa funeste influence qu'après l'accouchement ; & l'art peut alors réparer le désordre.

La vie est également assurée à la femme dans le moment de l'accouchement. C'est autant d'après ma propre expérience, que d'après mes réflexions sur cet œuvre important de la nature, que j'ai établi dans mon enseignement & dans divers ouvrages, que nulle femme ne devoit périr en accouchant, & que si ce cas arrivoit, il ne falloit pas s'en prendre à la nature, qui bien étudiée, peut fournir à la science des moyens de conservation.

L'incohérence, pendant la grossesse, des principes constituans, ou la dissolution du principe muqueux solidifiant, que l'ignorant pourroit imputer comme un tort à la nature, est le moyen très-simple & admirable qu'elle emploie pour la formation du fœtus. D'après ces considérations, on voit pourquoi les chairs des vieilles femelles imprégnées, sont très-tendres : c'est ce que l'observation a transmis aux gens de la campagne & aux bouchers. On ne conduit aucune vache à la boucherie, quelle n'ait conçu un mois ou deux auparavant : d'après ce fait, dont la connoissance m'est parvenue dès le tems de mes premieres études, j'ai recueilli en diſſequant ces animaux, une foule d'obſervations curieuſes & importantes ſur la conception, ſur le fœtus, ſur le placenta ou délivre, ſur la formation du lait. La nature a moins de miſtere pour quiconque avec courage & conſtance, l'intéroge, l'étudie, l'obſerve, la compare & la rapproche. Ce qu'elle cache en une eſpece, elle le révele en une autre. Qu'elle conſolation pour la ſcience !

Chez la femme groſſe, ſi tout eſt en diſſolution, c'eſt pour payer tribut au fœtus, chez qui tout eſt en concrétion. Quand on ajoute de la garance à la nourriture des animaux, leurs os ſe colorent en rouge : ſi pendant la geſtation on tente la même expérience, alors le principe terreux colorant ne ſe porte point aux os de la mere, mais ſeulement à ceux du fœtus.

La cauſe premiere de toutes ces élaborations eſt ſimple : il importe de la ſaiſir, pour appercevoir les effets nombreux qui peuvent en dériver, & ne plus les regarder comme des déſordres, mais comme des effets de notre foibleſſe, qui ne pouvant ſuivre toujours la marche hardie & précipitée de la nature, a beſoin qu'un art ſavant la modere par des moyens auſſi ſimples que faciles.

L'imprégnation cause dans la matrice, une irritation, un spasme, qui amene un engorgement de sang & de lymphe. Le fond du viscere devient alors mol, & ce relachement laisse les arteres, qui ne sont plus comprimées, apporter en abondance le sang dans le tissu spongieux; & même à telle quantité quelquefois, qu'il en résulte une perte: chez certaines femme c'est même l'annonce de la conception. Le col est chaud comme à l'époque des regles. Alors selon que le spasme ou l'engorgement sanguin prédomine, on voit divers phenomenes. C'est d'après leur observation que j'ai donné des conseils, qui ont établi la fécondité chez des femmes qui se croyoient affligées de stérilité.

Il y a trois tems pour l'imprégnation : avant, après & au milieu, mais sur-tout après l'époque, des regles. Chez quelques femmes, à chaque imprégnation, le sang détruit le travail de la nature. Par la saignée pratiquée peu après la conception, (comme l'expérience l'a appris pour quelques animaux, qui vivent en société avec l'homme & le soulagent dans ses travaux) ; j'ai dissipé la prétendue stérilité, & j'ai assuré la fécondité que j'avois jugé souvent établie, mais rapidement dissipée. C'est d'ordinaire dans les grandes villes que ce moyen est quelquefois nécessaire. Eh! l'on ose révoquer en doute l'utilité de la médecine, sans observer que dans les grandes villes, son empire doit lutter contre les désordres qu'amenent dans les constitutions, l'altération des générations, la nourriture abondante, le luxe & les affections morales.

Revenons pour un instant encore aux premiers effets de la conception. Elle porte sa premiere inflluence sur les houppes nerveuses (1) qui

(1) M. l'abbé Manes, prieur de Brain-en-Soissonnois, qui exerce la chirurgie & la médecine avec autant de distinction que de générosité, livré depuis nombre d'années à l'étude & à la pratique de l'anatomie comparée, vient, en un mémoire qu'il a lu cette année à l'Académie des Sciences, nous dévoiler le mystere de la génération dans les oiseaux. Il y démontre que toute cette scêne jusqu'ici bien cachée, se passe primitivement dans les nerfs; que la semence vient des nerfs, comme le dit Hippocrate, & comme je l'assurois dans mes cours, d'après l'observation des phénomenes de la génération. Voilà donc encore une preuve nouvelle de l'exactitude des connoissances physiques, transmises par Hippocrate. Ce qu'il y a d'intéressant dans cette découverte, c'est que les observations de M. l'abbé de Manes éclairent les miennes sur les effets de l'imprégnation sur la matrice, comme les miennes éclairent aussi les siennes. M. Manes est un de ceux que je me glorifie

s'épanouissent à la matrice & dans ses environs. C'est une espece de contagion disoit Harvée. D'un côté elle produit, irritation, spasme, engorgement au tissu spongieux de la matrice; de l'autre côté, diminution de vitalité, résolution de force, perte de ton dans le muscle de cet organne : ce qui étoit nécessaire, pour qu'en se relachant, il laissât aborder le sang que sa contraction musculaire retient dans les arteres. Cet agacement, d'un côté augmente l'oscillation des arteres, tandis que la résolution de l'autre diminue la force absorbante des veines. Ainsi la secrétion augmentée, l'absorption diminuée, il s'ensuit pléthôre, & secrétion d'un fluide nouveau. Voilà les premiers rudimens du lait. Rien de plus admirable, rien de plus simple.

Un coup presque électrique, établit chez la femme, irritation, foiblesse, résolution, dissolution. Ce même coup électrique donne le mouvement, la force au fœtus.

La résolution des forces de la mere est le principe de la force du fœtus. En effet, si par la grossesse la matrice est trop lâchée,

d'avoir eu pendant long-tems pour auditeur assidu. L'amitié qu'il m'a vouée me sera toujours chere.

alors

alors la matrice relâchée reçoit un excès de sucs, l'enfant en devient plus fort. On voit delà, pourquoi ceux des femmes délicates & foibles, & qui deviennent grosses étant malades, sont si volumineux. Déjà *Rohederer* avoit observé que les femmes foibles & phtisiques avoient des enfans énormes. La nature a tellement voulu la propagation, quelle y a fait concourir la destruction même. Un volume excessif du ventre, un énorme enfant, loin d'être les indices de la santé vigoureuse, annoncent donc au contraire le plus souvent son altération.

Après l'accouchement, les secrétions & toutes les fonctions reprennent le premier ordre, le premier ressort, la premiere élasticité. Cependant il reste souvent, & sur-tout dans les grandes villes, un leger état de dissolution : c'est ce qui produit à la suite des couches tant de cachexies, tant de désordres extraordinaires, dont la réparation fait souvent le désespoir des Médecins, parce que la cause en est inconnue. On a nommé ces désordres du mot vague de maladies laiteuses. On les abandonne à l'empirisme. Cependant, il importeroit pour l'amélioration de notre espece, que des médecins habiles voulussent bien les étudier, pour en développer les causes & y trouver remede.

Ce fut une dissolution excessive à la suite des couches qui produisit cette maladie très-extraordinaire de la femme Soupiot, qui intéressa tant l'Europe savante. Je prends souvent des exemples extraordinaires en apparence; j'en dirai ci-après la raison. La femme Soupiot avoit eu quatre enfans : elle tomba peu après sa couche sur les marches de Saint-Roch, d'où lui advint une plaie à la jambe par laquelle il s'écoula une quantité énorme de lait. Son chirurgien lui donna le malheureux conseil de devenir grosse : elle conçut, & la dissolution, que sa grossesse établit, jointe à celle que produisoit déjà sa plaie, porterent la fonte au point que ses os se ramollirent jusqu'à pouvoir se ployer comme des chairs. L'enfant dont elle acoucha fut énorme, & par suite a joui de la plus robuste santé (1).

(1) M. Hérissant, mon compatriote, éleve de l'illustre Réaumur, rendit compte à l'Académie des Sciences de ce phénomene, dont on publia une foule d'explications : aucune ne satisfit le savant M. Hérissant. Je lui communiquai mes travaux, il les accueillit, & me donna en échange le moyen auquel il venoit de tra-

Concluons de cette obſervation, où l'on voit l'extrême de la diſſolution établie, que l'imprégnation trop précipitée à la ſuite des couches eſt dangereuſe, parce que la réſolution n'étant pas complette, & le reſſort n'étant pas encore rétabli, la diſſolution continue ſur-tout dans les conſtitutions maladives & foibles. Les loix de la nature ſont en faveur de la force; la foibleſſe n'en peut ſupporter le joug, qu'autant que l'art trouve dans la nature même le ſecret de l'alléger.

Conſidérons à préſent la matrice ſous ſon rapport muſculaire pour nous rendre compte du mécaniſme qu'elle emploie pour ſe dégager de l'enfant.

Le relachement que l'imprégnation produit ſur le fond de la matrice, permet aux fibres de ſe développer, de s'allonger ſucceſſivement du fond

vailler, pour renfermer des crapaux en un bloc de plâtre, & les retrouver vivans après un très-grand nombre d'années. M. Hériſant a communiqué le fait, & en a donné la preuve à l'Académie des Sciences; mais a-t-il donné ſon moyen? Je l'ignore. On pourra le découvrir en étudiant la reſpiration, & en portant ſes recherches ſur l'organe de cette fonction dans les crapaux.

vers le col, enforte qu'au cinquieme mois, déjà les fibres du fond font très-allongées, le corps du viscere est développé, l'enfant a pris un volume considérable, que le col n'a pas encore subi de changement. Venons enfin à la structure musculaire étonnante de ce viscere. On ne peut l'observer dans un autre tems que celui de la gestation ou qu'après l'accouchement.

La matrice dans sa position naturelle, ressemble à une poire creuse, applatie, un peu triangulaire; la base est en haut, & le col en bas. Imaginez une éponge couverte à l'intérieur & à l'extérieur d'une toile musculaire, dont les fils sont tissus au-dehors autrement qu'au dedans. Ces deux tissus ont chacun une action opposée.

A l'extérieur on voit sur toute la base, qu'on appelle le fond, un rézeau de petits cordons tendineux, qui se prolongent en petits faisceaux musculaires applatis, & qui descendent à droite & à gauche sur les côtés, pour se terminer insensiblement au col & s'aller réunir, en plongeant dans l'intérieur, avec le muscle orbiculaire. A droite, à gauche, en devant, en arriere, on voit quatre semblables rézeaux qui s'allongent en faisceaux de fibres musculaires, pour aller se terminer également au col. Cinq muscles composent donc le plan musculaire extérieur de ce viscere & ces cinq rézeaux en sont l'origine. Ils présentent l'aspect des noeuds du bois où les fibres ligneuses sont serrées : tels sont les points d'appuis des fibres musculaires du plan extérieur de la matrice.

Quand ces cinq muscles se contractent, tout le plan extérieur de la matrice se serre, se rapproche dans tous ses points & tout ce qui est contenu dans le viscere est expulsé par ce mécanisme.

Dans l'intérieur, c'est un autre ordre. On voit à chaque côté du fond, une petite ouverture ; c'est celle d'une trompe qui est un petit tuyau musculaire qui porte son extremité frangée sur l'ovaire lors de l'imprégnation. Cette ouverture est de chaque côté un centre de cercles musculaires qui s'épanouissent & présentent un muscle rond semblable à l'ouverture d'une petite trompette d'enfant; lequel muscle n'a du centre à la circonférence que trois doigts d'étendue. Il sort de dessous chaque muscle latéral, orbiculaire & intérieur, un plan de fibres longitudinales, large de trois doigts, qui va descendre dessous le muscle ou sphincter du col. Enfin, autour du col est un muscle plus fort que les quatre autres que nous venons de décrire : il est large de trois doigts : c'est un constricteur qui resserre l'ouverture de la matrice comme le fait le sphincter de l'anus.

Quand le plan externe se contracte, l'interne est en inaction. On va voir la raison de cet étonnant méchanisme.

Le plan extérieur en se contractant, rapproche du fond le col, force le muscle orbiculaire à s'ouvrir tant soit peu : d'ailleurs le corps contenu à l'intérieur, par une pression continuelle sur le muscle de ce col, lui fait perdre sa sensibilité. Deux causes concourent donc au relâchement & à l'ouverture du col, pour qu'il laisse passer sans obstacle le corps de l'enfant poussé par le plan extérieur.

Tous les muscles du plan extérieur ont une action unanime. L'action des cinq muscles intérieurs est composée ; & quand ceux-ci se contractent, le plan externe est sans action.

Le délivre est implanté avec ses membranes dans les quatre muscles internes, qui en se contractant se détachent, se séparent petit à petit des enveloppes de l'enfant. Le muscle orbiculaire du col se resserre en même tems pour empêcher l'hémorrhagie qui pourroit résulter de la séparation des enveloppes.

Cette union des enveloppes de l'enfant au plan musculaire interne, est d'autant plus intime qu'on est moins éloigné de la conception. Le tissu spongieux qui se trouve entre les deux plans musculaires, fournit, à travers le réseau musculeux interne, une portion de l'arriere-faix, qui n'est donc, dans le principe, qu'une portion même de la matrice : car la matrice fournit à chaque conception une portion de sa substance pour l'enveloppe du fœtus, comme la poule fournit à l'œuf une exfoliation membraneuse, qui se durcit à l'air ; c'est la coquille.

Dans les fausses couches, l'enveloppe de l'enfant appartient d'autant plus à la matrice que la grossesse est moins avancée, & les enveloppes sont d'autant plus inséparables, que l'enfant est moins en maturité. Ensorte que, lorsque les fausses couches n'ont pas été précédées pendant long-tems par des douleurs internes, si les eaux viennent à percer trop précipitamment, & que le plan externe se contracte trop tôt, les enveloppes ne se séparent pas, mais se déchirent par leur intime adhérence avec la matrice : il en résulte une perte qui peut être mortelle ; c'est là la source d'une foule d'accidens peu connus encore, & qu'il est difficile à l'art de réparer.

La contraction du plan interne, cause dans ces circonstances des maux de reins, & un sentiment de destruction, qui presque toujours accompagne les désordres intérieurs, parce que les nerfs qui viennent s'épanouir à l'intérieur de la matrice dérivent des reins. Une fausse couche est une destruction d'autant plus intime de la mere même, que la grossesse est moins avancée.

Venons enfin au méchanisme très-simple de l'accouchement. Mais qu'on me permette auparavant d'examiner comment l'enfant, en prenant son accroissement, se dispose insensiblement à être séparé de sa mere.

Pour expliquer ce phénomene, on s'est attaché à une cause unique & souvent encore imaginaire; aussi les explications offertes ne sont que des produits stériles d'imagination, qui embarrassent la science, loin de l'éclairer. Plusieurs causes concourent à la fois à cette opération; il faut les poursuivre toutes ensemble, sans quoi la nature échappe à l'analyse, & l'esprit ne peut arriver à la contemplation ravissante de ces faits premiers, simples & lumineux, desquels on apperçoit découler la foule innombrable des autres.

Les uns n'ont fait attention qu'au viscere qui

renferme l'enfant. Ils l'ont, à leur gré, composé de fibres ployées & reployées, lesquelles arrivées à un certain degré de développement, semblables à un ressort allongé, reviennent à leur premier état. C'est une erreur de subordonner ainsi le fœtus au viscere où il est contenu. L'extension des fibres n'est-elle pas différente lorsque ce viscere ne renferme qu'un enfant, ou lorsqu'il en contient deux ? cependant n'est-ce pas à la même époque que l'on voit l'accouchement arriver dans l'une & l'autre circonstance ? L'accouchement est même d'autant plus retardé, que la matrice s'est plus relâchée. Le fruit n'est pas subordonné à son enveloppe.

L'enfant, disoient les anciens, opere sa sortie, lorsqu'il est assez fort pour déployer ses jambes & porter ses talons contre le fond de la matrice : par ses efforts, il fait plonger sa tête en bas. Ils crurent que cette pression imaginaire des talons contre le fond de la matrice, pouvoit la déchirer dans cette partie : accident terrible dont les livres n'indiquent pas la cause juste, & n'ont pas désigné le remede (1).

(1) Ce n'est jamais dans son fond que la matrice peut être déchirée, c'est seulement dans sa partie latérale infé-

En attribuant ainsi l'accouchement aux forces seules de l'enfant, les anciens en conclurent que lorsqu'il étoit mort, il falloit en délivrer la femme par les moyens mêmes les plus extrêmes. Il est vrai qu'ils n'agissoient que sur un corps privé de vie. La matrice ayant peu d'énergie quand l'enfant est mort, l'observation entretenoit leur

rieure, au-dessus du muscle orbiculaire du col. J'ai connu plusieurs accidens foudroyans de ce genre ; ils étoient causés par une chûte, dont s'étoit suivie une grande contusion, que la nature n'avoit pu résoudre, à raison du mécanisme de ses opérations. Dans tout le reste de leur grossesse, ces femmes se plaignoient d'une douleur locale excessivement sensible. Au moment de l'accouchement, le plan extérieur, en se contractant, déchiroit l'organe dans le lieu de la contusion où les fibres macérées sont disposées à la solution de continuité. J'ai eu le bonheur de prévenir ce malheur en une circonstance de chûte, où infailliblement il seroit arrivé. J'ai fait saigner plusieurs fois pendant le reste de la grossesse, pour diminuer, autant quil étoit possible, l'abord du sang à la matrice. J'ai appliqué sur le bas-ventre des linges trempés dans la teinture de résine de mastic. Aux premieres douleurs de l'enfantement, lorsque le col a été ramolli, j'ai percé les eaux, amené les pieds & terminé l'accouchement, après lequel la résolution s'est complettement opérée.

erreur. Mais l'art plus perfectionné connoissant la raison de ce défaut d'énergie, doit attendre le moment des contractions; ou s'il sent la nécessité de débarrasser la femme du fardeau d'un cadavre, il doit faire attention au moyen de fortifier l'organe qui doit s'en délivrer.

Il est vrai que les insectes & les ovipares levent la coque de l'œuf où ils sont renfermés; mais il faut observer que les ovipares sont plus développés à leur naissance que les vivipares dont la sortie s'opere par l'énergie du viscere qui les renferme : énergie qui peut être, il est vrai, secondée de celle du fœtus, tandis que l'enveloppe des ovipares étant absolument passive, il a fallu qu'il y fût suppléé par la force de l'individu renfermé dans la coque.

Le célebre Harvée, qui s'étoit occupé si particuliérement de la génération, crut que l'enfant sortoit de ses enveloppes, parce que les eaux de l'Amnios n'avoient plus la qualité propre à le nourrir : mais l'enfant n'est pas nourri par ces eaux dont l'abondance est même un effet de foiblesse.

L'enfant est accru, développé par les racines chevelues du placenta, qui pompent dans le sang de la mere un fluide subtil dont elles renforcent & rafraîchissent celui de l'enfant, qui est nourrit au dehors & par des racines, à la maniere des végétaux.

D'autres ont dit, l'enfant ſort parce qu'il a beſoin de reſpirer. Ils avoient obſervé que le poulet dans ſa coque s'agite, s'inquiete, & même piole avant de briſer ſa priſon ; ce qui peut rendre raiſon d'un cri que quelques femmes ont entendu faire à leur enfant renfermé dans leur ſein. Je ſuis bien ſûr pour moi d'avoir une fois entendu un cri d'un enfant, dans le ventre de ſa mere. On en trouve pluſieurs obſervations dont on peut rendre raiſon ſatisfaiſante, qui ſerviroit à prouver que les recherches, pour ſavoir ſi l'enfant a reſpiré avant de voir le jour, ſeront éternellement inutiles & fautives. C'eſt cependant de ces expériences les plus fauſſes qu'on fait dépendre la fortune & quelquefois la vie des malheureux parens.

Le beſoin de reſpirer dans l'enfant doit fixer un inſtant notre attention. Le placenta fait l'office du poumon ; mais d'autant moins que le fœtus eſt plus développé : enſorte que le poumon eſſaie ſon office, quand le placenta va ceſſer le ſien.

Mais quel eſt le méchaniſme de ces changemens ? C'eſt avec le ſecours de l'anatomie qu'il faut faire de ſemblables recherches. Il faut examiner ici quel eſt l'état, dans les différens tems de la groffeffe, du vifcere qui renferme l'enfant; quel eft l'état de l'enfant & de fes enveloppes à différentes époques. En s'attachant à ces trois points tout à la fois, on trouvera les principes & les caufes premieres qui nous menent à la vie: on verra que la pléthôre exifte dans la matrice, dans le placenta, dans le fœtus: qu'il y a oblitération dans le tiffu fpongieux de la matrice qui s'unit au placenta, & dans celui du placenta qui s'unit à la matrice. Ces pléthôres ont une action antagonifte, qui, au moyen de l'oblitération, fépare entr'elles ces trois parties. Cette oblitération arrive par les loix conftantes & prefque invariables de la circulation; loix qui ne peuvent être modérées que quand les caufes qui les produifent font elle-même altérées. La pléthôre & l'oblitération, font les moyens avec lefquels la nature fépare tous les êtres de ceux qui les ont engendrés.

Confidérons à préfent le méchanifme de ces différentes oblitérations. Il dépend d'une caufe abfolument fimple; favoir, différens rapports, à différentes époques de la geftation, entre la fecrétion du fang & fon abforption.

Nous avons déjà vu comment la pléthôre commence à s'établir au vifçere qui va développer l'enfant : l'abondance du ſang eſt augmentée, ſon abſorption eſt diminuée. Les enveloppes prenant leur accroiſſement, abſorbent de plus en plus une pléthôre qui leur a été préparée par la matrice, & qui, dans le principe, eſt exceſſive quelquefois au point de tout détruire. Cette pléthôre arrive par des arteres qui s'ouvrent dans le tiſſu ſpongieux qui communique de la matrice au placenta. Cette maſſe ſpongieuſe du placenta en s'oblitérant ſur la fin de la groſſeſſe, laiſſe alors à la matrice une ſurcharge de ſang. Elle s'en débarraſſe en revenant inſenſiblement ſur elle-même. Sa contraction empêche d'abord l'arrivée des fluides inutiles : mais le plus ſouvent elle a peine à rejeter le ſang dont elle s'étoit chargée pour le placenta, & que cette maſſe développée & oblitérée, lui refuſe en plus grande partie. Elle en reſte quelquefois engorgée, au point d'être incapable de rallier ſes fibres & d'expulſer le fœtus par des efforts, qui ſont toujours d'autant plus grands, que ces fibres ſont plus rapprochées. Ainſi dans le commencement de la groſſeſſe, l'abſorption eſt diminuée, la ſecrétion eſt augmentée dans la matrice ; mais ſur la fin, au contraire, ſes contractions l'obliterant, il regne peu de ſecrétion & beaucoup d'abſorption. Telle eſt la marche de la nature quand l'organe a toute ſon énergie.

Sur la fin de la groſſeſſe, terme où l'enfant prend beaucoup d'accroiſſement, le placenta reçoit beaucoup plus de fluide par la veine ombilicale, qu'il n'en rend par les deux arteres. A trois mois, les deux arteres du cordon (par leſquelles l'enfant renvoie le ſang de ſes arteres hipogaſtriques pour revenir par les veines ombilicales qui en ſont la continuation pour les ſept huitiemes) ont chacune un calibre égal à la veine. Mais ſur la fin de la groſſeſſe, la veine a deux fois le calibre à elle ſeule des deux arteres enſemble. Ainſi l'enfant finiſſant par recevoir deux fois plus qu'il ne renvoie, le réſultat doit être, & eſt en effet l'accroiſſement. Oblitération dans les deux arteres, calibre augmenté dans la veine, c'eſt d'où n'ait une pléthôre naturelle, ſoumiſe aux loix conſtantes & périodiques de la circulation.

Conſidérons à préſent le placenta; il tient lieu de poumon à l'enfant chez qui la fonction & l'organe de la reſpiration ſe préparent en proportion qu'il prend ſon accroiſſement. Le ſang du fœtus eſt rafraîchi dans le placenta, comme il eſt rafraîchi dans le poumon pendant la reſpiration. Les eaux de l'amnios ſont de ſix degrés moins chaudes que le ſang de l'œconomie, & c'eſt pour ce rafraîchiſſement, abſolument néceſſaire à la vie, & pour autres cauſes encore, que le cordon eſt d'autant plus long que l'enfant eſt moins avancé vers ſon terme : ſon ſang rafraîchi dans les diviſions du placenta, eſt abſorbé, par la chaleur des gros troncs veineux.

Le placenta eſt un golfe du ſang de l'enfant. Les vaiſſeaux en plus grande partie continus, ne renvoient qu'une portion de ſang & en reçoivent une autre. La recette eſt en raiſon de l'accroiſſement, & l'excrétion, dans la raiſon contraire. Les extrémités des vaiſſeaux veineux, parfaitement ſemblables à des racines, pompent, dans de petits réſervoirs que forme le placenta, un ſuc très-ſubtil, un principe de vie ſemblable à celui que les végétaux, par leurs racines, pompent dans la terre. Le ſang qui va au placenta, tant que l'enfant eſt dans la matrice, ſe portera dans le poumon à ſa naiſſance ; alors il puiſera dans l'air, l'eau & le feu (éléments de la vie) que ſes racines animales ont puiſé, d'abord dans la propre ſubſtance de ſa mere, enſuite dans les lobes du placenta, où les arteres de la matrice ont apporté le ſang en réſerve pour les racines.

Le

Le placenta plonge d'abord dans le tiſſu ſpongieux que fournit la vegétation intérieure de la matrice; enſorte que dans le commencement, les racines de l'enfant ſont tellement unies à ſa mere, tellement implantées dans le tiſſu de la matrice, que l'on ne pourroit ſéparer l'un de l'autre; inſenſiblement ce chevelu ſe détache, rentre ſur lui-même, entoure une artere de la matrice, comme des racines qui ſe reploieroient pour former un petit réſervoir qu'entretiendroit continuellement le filet d'une ſource. Ces racines reployées pompent le plus pur du ſang de la mere, apporté dans la cavité de chaque lobe du placenta par une petite artere de la matrice.

Le réſidu de ce ſang reſte dans l'interſtice des racines veineuſes abſorbantes, & forme un dépôt terreux qui obſtrue les vaiſſeaux excrétoires: en effet une once de placenta deſſéchée à cinq mois, donne plus d'un tiers moins de partie charboneuſe qu'à neuf mois.

On voit à préſent comment l'oblitération & la pléthôre terreuſe, arrivent au placenta. On voit comment toute la végétation interne de la matrice, qui au commencement de la groſſeſſe étoit ſpongieuſe & charnue, n'eſt plus ſur la fin que membraneuſe. C'eſt l'effet de l'oblitération.

Le placenta de la vache au terme de six mois, nous offre de cent à cent dix lobles; & quand elle met bas, il n'y en a pas soixante. Les oiseaux n'éclosent de l'œuf que quand leurs vaisseaux ombilicaux sont flétris & desséchés. Les fruits eux-mêmes ne tombent de l'abre que quand les vaisseaux qui unissent la queue au péduncule sont desséchés; ensorte que l'homme, les quadrupedes, les volatiles & les fruits, sont amenés à maturité par une loi simple, générale & constante dans toute la nature, la loi de la pléthôre & de l'oblitération. Eh! qui peut s'empêcher en contemplant la majestueuse & céleste simplicité de la nature, de s'écrier avec un saint enthousiasme, comme Job: qui donc a fait tant de grandes, innombrables & incompréhensibles merveilles? (1)

A différens périodes de la vie, le sang est en proportion différente dans les arteres & les veines. Le sang tient pendant le jour son empire aux arteres; la nuit, il siege principalement aux veines; ce qui peut servir à expliquer le someil, fonction encore mal développée.

Pendant la moitié de la vie, le sang occupe

(1) *Quis fecit magna & incomprehensibilia & mirabilia quorum non est numerus.* Job. ch. 8.

capitalement le ſyſtême artériel, mais au milieu de notre carriere, ce fluide arrive à ſon apogée, & comme l'aſtre qui nous dirige, il eſt un moment ſtationnaire : c'eſt ce qu'on appelle le retour d'âge : depuis ce moment, les arteres vont diminuant de calibre, & les veines augmentant de diametre, juſqu'au terme auquel un ſyſtême ne pouvant plus balancer l'autre, nous ceſſons notre maniere d'être pour en reprendre une immortelle. Cette marche de la circulation doit encore être une baſe fondamentale de la médecine pratique, parce qu'elle porte dans tous les tems de la vie, une influence particuliere ſur le tempérament, ſur la ſanté, ſur les maladies.

La circulation accomplit donc une marche périodique, qui conſtitue le cours de notre vie; cours réglé par notre organiſation, dérangé par nos paſſions & les circonſtances accidentelles. La médecine a je crois le pouvoir, en quelques individus ſeulement, d'en retarder de quelques années le terme; non par ces élexirs impoſteurs dans leſquels le chimiſte croit follement avoir coagulé le feu de la vie, mais par un régime, & ſur-tout un ſoin particulier de la peau. Mais ces ſoins qui ſeroient une méditation continuelle de la mort, l'emporteroient ſur leur réſultat; enſorte que l'homme poſsédât-il le secret de ces hauts mystères, avec la sagesse, il préfereroit céder à ses destinées.

La marche de la vie s'est accomplie déjà pour nous dans le sein de notre mere. Lorsque le calibre de la veine du cordon ombilical l'emporte deux fois sur celui des deux arteres réunies, l'enfant est détaché de sa mere : ainsi l'homme le doit être de lui-même, par la pléthôre & l'obstruction qu'ameneront dans la vieillesse le cours réglé de sa circulation. L'homme a donc trois existences ; l'une de neuf mois dans le sein de sa mere : c'est un monde qu'il habite seul, & dans lequel il végette à la maniere des plantes : l'oblitération l'en détache, comme l'oblitération détache le fruit de son arbre. Il parcourt sa premiere carriere de neuf mois uni à sa mere ; la seconde avec lui-meme, & pendant un espace plus ou moins long, selon son tempérament & le climat qu'il habite dans son déclin. Enfin, par la même cause qui l'a conduit à la lumiere, il est détaché de la vie.

Le même méchanisme qui mene à la vie, est donc le même qui mene à la mort. Naître, c'est mourir à la vie végétale ; mourir après avoir vécu quelques années, c'est naître à une troisieme vie immuable & immortelle. Mourir (1) pour l'homme, c'eſt refuſer dans le ſein de la divinité, cette flamme intelligente, immortelle, qui nous vivifie. La vie, la mort ſont la même opération pour la nature & pour ſon immuable maître, devant qui rien ne s'anéantit. Si l'homme ingrat a voulu dans ſa folie méconnoître l'exiſtance d'un Auteur intelligent, c'eſt qu'il a trop négligé l'étude & les bienfaits d'une ſcience que le Très-Haut a créé lui-meme ?

Voyons enfin par quel méchaniſme très-ſimple, l'enfant ſort du ſein qui l'a produit pour arriver à la lumiere.

Sur la fin du neuvieme mois, les fibres muſculaires du plan extérieur de la matrice ſe rallient, ce qui opere un dégorgement de ſucs qui deviennent ſuperflus par la maturité du fœtus,

---

(1) Le méchaniſme des différentes eſpeces de mort eſt un objet très-digne de nos recherches, & dont j'aurai peut-être occaſion un jour d'expoſer le méchaniſme très-ſimple. On demande des faits pour bâtir les ſciences : Mais la mort eſt le plus multiplié de tous. Cependant quel homme a enchaîné les diverſes circonſtances de ce fait, de maniere à bien développer ce que c'eſt que la mort ; quelles en ſont les eſpeces différentes ; quel eſt le genre de celle qui arrive dans de telle ou telle maladie qui détruit tel ou tel de nos organes ?

toutes les ſecrétions ſe rétabliſſent; elles ſont abondantes, ſur tout-celle de l'urine. Quelques portions du plan muſculaire extérieur de la matrice, ſe contractent : il en réſulte de petits points d'agacement, dont la douleur eſt ſemblable à celle d'une piqûre légere de mouche. La matrice qui ſe reſſerre dans tous ſes points, diminue de volume. Le ventre baiſſe. On ſent au toucher, le corps de la matrice dur comme une pierre; c'eſt l'expreſſion des femmes, il faut ici la conſerver : les petites contractions s'étendent dans tout le tiſſu extérieur. La femme alors légere, éprouve intérieurement le ſentiment de la force, du bien être & de l'exiſtence. Celle qui pendant toute ſa groſſeſſe, a le plus redouté d'accoucher, ne le craint plus quand la matrice revient ainſi fortement ſur elle-même. Sa peur eſt diſſipée ſans quelle en ſache la raiſon. La nature nous donne la confiance de notre force, comme de notre foibleſſe : c'eſt par le ſentiment du bien être & du plaiſir, quelle prépare la femme au principal de ſes deſſeins, à la réproduction.

Enfin le moment arrive. La femme, va, vient, s'agite & reſſent de tems à autre des contractions de la matrice, qui pouſſent l'enfant en enbas. Ce n'eſt point de la douleur; c'eſt un travail du plan musculaire extérieur, auquel elle fait concourir, le diaphragme, les muscles du bas-ventre, & presque tous ceux de son économie entiere. A chaque contraction on peut sentir sous les doigts la matrice qui devient dure comme une pierre; elle reste dure encore dans l'intervalle. Les contractions sont alternatives, parce que la femme ne pourroit supporter la réunion de la somme des efforts, qui sont nécessaires pour opérer l'accouchement. Une forte contraction est suivie d'une foible douleur; dans laquelle ce sont principalement les quatre muscles intérieurs qui font effort pour disposer la séparation de l'arriere faix. Le repos est nécessaire dans l'intervalle de ces travaux. Si l'on agace l'orifice de la matrice, immédiatement après un travail, il n'en résulte qu'une douleur sensible & non expulsive : si l'on attend plus long-temps, il en résulte une nouvelle contraction expulsive.

A force de travaux, la matrice revenue sur elle-même, occupe moins de place; son fond est alors une espece de plancher, qui poussant les fesses, fait plonger la tête; sa pression sur le col, l'ouvre conjointement avec l'action du plan musculaire extérieur. Le col comprimé par la tête, perd sa sensibilité, son élasticité & pour ainsi-dire, se paralise. Il se relâche à tel point qu'il laisse passer sans sensibilité, sans déchirure bien remarquable, la tête & le corps; car la douleur des derniers instans ne tient qu'à la dilatation excessive des parties extérieures.

Toute l'économie irritée est toute entiere à des efforts. Le soldat qui combat ne sent point ses blessures. La femme ne voit plus, ne sent plus, tant elle met en travail, en contractation, tous les muscles de l'économie. Enfin, dans un accès d'énergie, qui est tout près de la convulsion, elle pousse au monde son enfant. Dans le premier moment, elle ne goûte que le plaisir du calme, mais la nature reprend ses droits: elle aspire à carresser son enfant, & témoigne aux assistans la plus tendre reconnoissance de leurs soins empressés.

Lorsque l'enfant est sorti par des efforts vigoureux du plan extérieur de la matrice, alors ce viscere revient de plus en plus sur lui-même, & le délivre qui est un corps mol, spongieux, sans contraction, est séparé de la matrice qui se contracte sur cette masse inerte.

En portant la main ſur le ventre, ſi l'on ſent le viſcere dur, c'eſt une indication de tenter l'extraction du délivre. On le tire avec douceur au moyen du cordon. Le délivre réſiſte d'autant moins que la matrice eſt plus contractée, parce qu'alors, il en eſt mieux ſéparé. Néanmoins le délivre eſt quelque fois reſſerré par le vicere qui le retient tout détaché. Les efforts ſur le cordon, s'ils ſont trop conſidérables, peuvent le rompre, mais jamais le fond de la matrice ne ſe renverſe, & même ne peut ſe renverſer en un pareil accouchement. Les ſuites en ſont toujours heureuſes; & s'il arrive quelques déſordres, ils ſont l'effet de cauſes accidentelles que l'art peut réparer facilement.

Je vais à préſent décrire l'accouchement malheureux; & les degrés de danger auxquels il expoſe la femme, ſelon les degrés d'altération de l'énergie vitale, ſoit dans la matrice ſeule, ſoit dans l'économie entiere. La vie dépend ſouvent alors de la juſte application d'un art, qui, mal dirigé, peut dégrader & détruire. Puiſſai-je convaincre que ce n'eſt point par le fer, toujours téméraire, & ſouvent meurtrier, qu'il faut arracher à la nature ce que ſa foibleſſe ne peut donner.

Pendant la groſſeſſe, la matrice eſt un réſervoir du principe de la vie. Elle doit devenir, lors de l'accouchement, l'aboutiſſant du fluide élaſtique qui fait la contraction muſculaire. Tout ſon plan extérieur doit être d'une irritabilité & d'une contractilité qui lui donne la force incroyable, néceſſaire, pour expulſer l'enfant. Cette énergie muſculaire eſt différente dans différens accouchemens. Le plus heureux eſt celui dans lequel cette énergie eſt la plus forte.

A l'approche des grandes maladies, il ſe fait une perte énorme d'un fluide élaſtique principe de la vie. Comme les muſcles tiennent de lui leur reſſort, c'eſt par le degré de leur foibleſſe, de leur langueur, de leur inaptitude au mouvement, que s'annonce, dans tout le ſyſtême muſculaire, le degré de perte du fluide élaſtique, éthéré, qui nous vivifie. Quand il ſe prépare une maladie, pour la ſuite de l'accouchement, l'élaſticité & l'irritabilité muſculaire ſont quelquefois anéanties, & dans l'économie de la femme, & dans la matrice. Quelquefois la matrice ſeule eſt affoiblie : alors tous les muſcles qui recouvrent ſon extérieur languiſſent dans l'inertie, tandis que les muſcles du plan interne ſont irrités, contractés, ſans avoir la puiſſance de pouſſer l'enfant ; ce qui fait reſſentir aux femmes dans la profondeur la plus intime de l'économie, un douloureux anéantiſſement.

Conſidérons la perte totale de ce fluide. J'offre ici des extrêmes, pour graver les principes de l'art en traits plus ineffaçables. Il y a près de dix ans que je fus engagé par une ſage-femme de mes éleves, à venir être préſent à l'ouverture du corps d'une pauvre femme, qui étoit morte ſur la paroiſſe de Saint-Euſtache, en accouchant à ſon terme. Le ventre avoit été volumineux pendant la groſſeſſe. Après quelques douleurs d'enfantement, la femme mourut dans une défaillance. On l'ouvrit. La matrice molaſſe, & d'un rouge violâtre, s'écraſoit ſous les doigts : elle s'étoit crevée, dans ſa partie inférieure, au-deſſus du muſcle orbiculaire du col. L'enfant, très-volumineux, étoit entré vivant dans le bas-ventre. En recherchant la cauſe de cet accident, il me parut dépendre de ce que cette femme malheureuſe, qui étoit une cardeuſe de matelas, en avoit travaillé trop imprudemment pluſieurs, qu'avoit ſalis un homme mort d'une fievre maligne preſque peſtilentielle.

En ramenant à des principes ſimples, des faits qui ſemblent ſortir de la marche ordinaire de la nature, on reconnoît mieux ſon ordre immuable,

& l'on ne se livre point à cet étonnement stérile, qui souvent égare, en offrant des faits extraordinaires non-classés comme une dérogation à des loix qui n'en souffrent aucune.

Tout ce qui peut affoiblir ou détruire ce ressort musculaire pendant la grossesse, va donc agir sur la matrice. Qu'il survienne une fievre intermittente; qu'un méphitisme se glisse dans l'économie; qu'un catarre, au lieu d'affoiblir le cerveau, porte une fluxion au viscere devenu le centre de toutes sensations & affections; qu'un rhumatisme vague, qu'une affection billieuse, qu'une disposition à maladie, qu'une constitution foible, ou autre cause enfin, diminuent le ressort musculaire, la perte s'en fait sentir sur-tout dans le plan externe de la matrice.

Cette perte de ressort ne se remarque guere dans un premier accouchement. On la voit après plusieurs, & plus fréquemment chez les grandes femmes, dont la fibre naturellement allongée, devient, après l'avoir été plusieurs fois, moins propre à la contraction, que les muscles raccourcis des femmes de moyenne taille. Les femmes très-grandes, grosses & molasses, perdent facilement cette élasticité dans la matrice, même dans le premier accouchement, sans qu'elle paroisse altérée dans tout le reste de l'économie naturellement indolente. La distinction de cette perte de ton générale ou locale est bien essentielle pour ne pas tomber dans une erreur qui peut être fatale. Il faut, dans la pratique des accouchemens, un grand caractere d'observation, soutenu par l'expérience, pour ne pas être trompé par des désordres aussi cachés : c'est ce qu'on appelle tact, qui n'est autre chose qu'une surémінence de jugement, une perspicacité qu'on acquiert non-seulement par l'expérience, mais encore par des études saines & par une attention rapide & profonde.

Je vais ici concentrer l'attention sur un point capital. Tout accouchement dangereux, ou qui le peut devenir, présente un degré plus ou moins grand de perte de ressort vers la matrice. Dans le bon accouchement, il y a un degré plus ou moins grand d'énergie & de dureté du viscere. Dans celui-ci, la matrice, en la touchant, paroît molle, & l'enfant est renfermé dans cet organe sans ressort, comme dans une peau de chamois, à travers laquelle on toucheroit ses membres. L'irritabilité presque perdue, laisse sans contraction le plan extérieur. Delà, un volume excessif du ventre, effet d'un engorgement, qui, à son tour, s'oppose à la contraction, & laisse jusqu'au dernier instant le ventre d'une grosseur énorme.

La marche de la nature est alors ralentie & l'accouchement passe plus ou moins le terme de neuf mois. Il faut pour les contractions expulsives un fluide élastique musculaire : il y est suppléé par le fluide élastique de la lumiere. C'est pour cette raison, sans doute, que ces sortes d'accouchemens arrivent vers le milieu du jour, moment où le fluide élastique lumineux est en plus grande abondance dans l'athmosphere.

Les douleurs sont très-lentes & très-éloignées; ce sont des épreintes produites par l'irritation du plan intérieur. Le col se serre. La douleur va de bas en haut se perdre dans les reins, en y causant une sensibilité excessive; à l'opposé des bonnes douleurs qui ouvrent le col en portant de haut en bas sur le siege. Il survient de tems en tems une ou deux douleurs qui plongent : l'espoir se ranime; mais ce bon travail cesse; il renaît après quelques heures, & disparoît encore. Enfin le col se relâche & la matrice semble céder l'enfant plutôt aux forces auxiliaires des muscles du bas-ventre & du diaphragme, qui est en partie soumis à l'empire de la volonté, qu'au plan musculaire externe de la matrice, dont l'action, indépendante de la volonté, est uniquement soumise à l'énergie vitale. Le viscere épuisé se relâche, s'ouvre, & la femme est débarrassée de l'enfant. Mais après sa sortie, le plan extérieur, sans contraction, laisse, par les arteres, une entrée libre au sang dans le tissu spongieux. Les veines ne le résorbant pas, il se fait un engorgement de sang dans la matrice, qui reste molle & devient épaisse & gonflée. Le placenta est fortement adhérant : c'est une grande sagesse de la nature attentive à la conservation de l'espece. Il faut, pour en délivrer la femme, attendre patiemment que la contraction du plan extérieur retienne le sang dans les vaisseaux altériels ; sans quoi ces vaisseaux en syncope, en relâchement excessif, épancheroient le sang dans le tissu spongieux, ce qui l'engorgeroit jusqu'à ce que le plan musculaire externe, irrité par l'excès de l'engorgement de sang, exprimât ce fluide. L'éponge exprimée se gonfle de nouveau : nouvelles contractions; nouveau flots de sang : c'est ce qui se répete alternativement jusqu'à la foiblesse extrême, & même jusqu'à la mort, si l'art n'y remédie.

Lorsque l'irritabilité musculaire est presque éteinte, l'enfant est soumis aux pressions du diaphragme & des mufcles du bas-ventre. Le col lui-même fe relâche, & le fond mol qui preffe les feffes de l'enfant eft pouffé par les efforts du diaphragme qui lui font étrangers. Si ce fond eft fans aucun reffort, & que l'effort du diaphragme foit grand, le fond fuit l'enfant qu'il eft forcé de comprimer. La matrice par cette extrême molleffe de fon fond peut même en ce cas être renverfée. Elle refte d'abord un inftant dans le vagin; mais bientôt elle fe préfente au dehors, comme un gand retourné. D'autres fois la femme n'a pouffé que foiblement la derniere douleur, & le renverfement n'arrive que dans les efforts qu'elle fait pour la délivrance, fur-tout fi elles font fecondées par une main, qui ne fachant pas dans quel cas on doit l'opérer, veut vaincre l'adhéfion, falutaire en ce cas, de l'arriere faix à la matrice molle & fans contraction. Tel eft l'état fâcheux mais heureufement très-rare où peut conduire la perte totale de reffort du fond de la matrice. Voyons ce qu'il convient de faire dans ces fortes d'accouchemens.

Quand les douleurs, fenfibles à l'excès, font reffentir dans le bas-ventre une efpece de barre tranchante qui retarde l'accouchement au lieu de l'avancer, on excite, on anime, on encourage.

courage. Faites des efforts, pouſſez, dit-on; mais ce conſeil n'aboutit qu'à de l'épuiſement. La femme appelle à grand cris la douleur; elle la deſire en vain; elle ne ſent que de l'impuiſſance : elle ſe livre au déſeſpoir. Le déſeſpoir eſt l'impoſſibilité ſentie de réſiſter aux maux, & la douleur eſt cent fois moins cruelle que cette ſenſation anéantiſſante. Les vaporeux nous le prouvent bien, en ſupportant, avec un courage héroïque, des douleurs atroces, tandis qu'ils nous peignent, par le plus profond accablement, leurs vapeurs qui nous ſemblent des maux imaginaires & légers, mais que je crois en effet bien plus affreux que la douleur, parce qu'ils produiſent, le ſentiment de l'impuiſſance d'y réſiſter, le déſeſpoir. Malheur à ceux qui perdent l'eſpérance & la force de ſoutenir leurs maux, a dit Salomon dans ſes proverbes.

Provoqueroit-on tant d'efforts fatiguans, inutiles & dangereux, ſi l'on s'attachoit à la conſidération de la foibleſſe de l'économie entiere, ou de l'organe qui doit ſe contracter? S'il reſte une grande route à faire à un homme épuiſé, ne l'engage-t-on pas au repos, au ſommeil? Ne voit-on pas qu'après quelques heures de tranquillité, dans un lit chaud, il retrouve ſes forces ? Le fluide élaſtique qui contracte les muſcles pour marcher étoit épuiſé, le repos l'a réparé ; mais c'eſt le même fluide qui doit contracter la matrice. Excite-t-on à beaucoup d'action un homme que la nature diſpoſe à une grande maladie ? Ne ſeroit-ce pas porter le mal à ſon comble au lieu de le réparer ? Qu'une matiere âcre, catarreuſe, agace le dernier des inteſtins, dit-on à chaque épreinte, pouſſez ? Non, ſans doute. On invite au repos ; on ſollicite la tranſpiration ; on emploie la chaleur ; voilà les vrais pacificateurs des épreintes. Ce ſont auſſi les vrais pacificateurs des mauvais accouchemens. Attendez, ne pouſſez pas, n'excédez pas vos forces, repoſez-vous, dormez s'il ſe peut ; voilà les préceptes les plus importans dans les accouchemens malheureux. Lorſque j'ai rencontré ce défaut d'élaſticité, qui rend les douleurs déſeſpérantes, défaut d'élaſticité qui force les femmes d'appeller à leurs ſecours les inſtrumens & la mort, j'emploie, s'il me ſemble néceſſaire, les moyens médicaux qui ſeront bientôt indiqués, où je leur dis : « Portez la main ſur votre » ventre, ſentez la molleſſe de la matrice ; ſi vous » accouchez en cet état, vous riſquez d'avoir » une perte ; mais ſi vous ſouffrez, ſans pouſſer

» vos douleurs, ſi vous gardez le lit, ſi vous » vous provoquez au ſommeil, le mauvais tra» vail va ſe calmer; la matrice va ſe repoſer; en» ſuite elle deviendra dure; car elle doit être en » cet état pour que vous accouchiez ſans acci» dent ». Ce raiſonnement réveille l'eſpoir; il détermine la femme au repos; & les douleurs ſe calment. Quand la foibleſſe n'eſt qu'à certain point, la nature ſe releve, & l'accouchement rentre, après quelques heures, dans un meilleur état. La ſcience eſt ſouvent active en n'agiſſant pas: elle obſerve, contemple & ſuit de l'eſprit & des yeux l'action bienfaiſante de la nature: tandis que l'ignorance, qui ne connoît pas ſes opérations, ſubſtitue à des travaux bienfaiſans & tranquilles les ſiens, qui ſont inconſidérés & bruyans: elle exige alors d'une femme foible, ce qu'on ne demanderoit pas à un homme fort & robuſte.

En cet état fâcheux, ſi l'on perce les membranes, l'on fait écouler les eaux. On a deſſein de rendre les douleurs plus fréquentes & meilleures; mais ſouvent elles reſtent les mêmes. Le viſcere, après avoir exprimé ſon humidité, ſe colle ſur la peau de l'enfant, ſe deſſéche, s'enflamme, & quand on a imprudemment pratiqué cette opération, petite en apparence, on ne peut s'oppofer à fon effet qu'en terminant l'accouchement par les pieds. Si l'on attend trop long-tems, il ne vient plus de douleurs ; l'enfant eft étouffé ; l'air reçu dans l'intérieur, établit une difpofition putréfiante dans les humeurs, dont la circulation eft interrompue : nulle efpece quelconque de progrès dans l'accouchement, nulle contraction ; la mort arriveroit fans la délivrance.

Dans ces accouchemens, les touchers fréquents multiplient les douleurs & les dangers. Les dilatations font des inventions barbares & dégoûtantes. Je n'offrirai point ici le tableau révoltant de la propofition faite en pleine affemblée de gens de l'art, de mutiler en ce cas le col de la matrice qui jamais ne fait d'obftacle infurmontable à la médecine, ainfi que les parties molles.

Au lieu de calmer un mauvais travail par le repos, par les faignées, par les bains & autres moyens bien appliqués, lorfqu'on le provoque au contraire par des efforts, par des agitations, des touchers, des remedes contraires & mal adminiftrés, la femme eft réduite à un tel point de défefpoir qu'elle afpire à être délivrée de fes maux, ou par une opération quelconque, ou par la mort.

Le forceps eſt un moyen terrible qu'on propoſe alors comme une ancre de ſalut. Ce ſont deux mains de fer, deux culliers de la peſanteur de deux livres, longue de ſeize pouces, larges de deux, qu'on applique ſur la tête de l'enfant pour l'entraîner au dehors : ſouvent elles ſe courbent ou lâchent priſe. Il n'eſt pas rare qu'on les applique pluſieurs fois pour pouvoir entraîner l'enfant au dehors. Mais cette victoire eſt preſque toujours incomplette ; le plus ſouvent meurtriere pour l'enfant, déſaſtreuſe pour la mere, ſoit dans l'inſtant, ſoit dans la ſuite.

L'accouchement eſt le paſſage d'un corps ſolide (la tête de l'enfant) à travers une ouverture ſolide (le baſſin de la mere) : le corps qui paſſe & l'ouverture qui livre paſſage, ont des dimenſions reſpectives : il faut que ces dimenſions ſoient en relation l'une avec l'autre, pour que l'accouchement s'accompliſſe ; c'eſt-à-dire, que la tête doit avoir une poſition convenable. Si la tête n'eſt pas placée en rapport avec l'ouverture du baſſin, les doigts ſuffiſent pour la mettre dans la poſition requiſe. Quand l'ouverture eſt inſuffiſante (cé qui eſt très-rare & n'a lieu que chez les femmes très-contrefaites), jamais dans ce cas le forceps ne peut être utile ; parce que chaque branche de l'inſtrument ayant au moins trois lignes d'épaiſſeur, on ajoute donc encore ſix lignes de diſproportion à la tête. Ainſi la tête qui a 3 pouces $\frac{1}{4}$ à 3 pouces $\frac{3}{4}$ de diametre, doit être écraſée de neuf lignes, pour qu'elle en perde ſeulement trois d'épaiſſeur excédante. Or, c'eſt ce qu'on ne peut pas faire, & ce qu'on ne devroit pas faire quand même cela ſeroit poſſible.

Si le baſſin a dans ſon ouverture une dimenſion ſuffiſante, ſi la tête eſt bien placée, & que l'accouchement n'avance pas, comme il arrive dans les cas dont nous traitons ici, il faut s'attacher à l'état de la matrice; il faut obſerver qu'alors elle ne ſe contracte pas dans ſon plan extérieur pour pouſſer l'enfant au dehors. On doit ſe garder en ce cas de percer les eaux. Mais on conſeillera le repos, la ſaignée, les narcotiques, la chaleur, les cordiaux & les bains : ſi ces moyens ſont inſuffiſans, les mains ſeules doivent terminer l'accouchement, en allant chercher les pieds.

L'uſage du forceps a éloigné de la recherche des cauſes; recherche qui conduit ſeule à une juſte & utile application des moyens médicaux. Dans le forceps, qu'on ne connoît & qu'on n'emploie que depuis quelques années, on a voulu que l'art entier réſidât; parce qu'il eſt plus facile d'acheter des inſtrumens que d'acquérir des principes. On attend des inſtrumens ce qu'on ne devroit attendre que de la médecine, ou, tout au plus, de la main dirigée par le jugement & des principes. Un inſtrument qui frappe les yeux, arrête la marche des meilleurs préceptes, qui ne fixent que la raiſon & l'attention que peu d'hommes ont le courage, la conſtance & la faculté d'exercer. L'application des forceps eſt un moyen prompt, qui ſemble n'exiger qu'une adreſſe très-grande : mais c'eſt un moyen terrible, par les dangers, préſens ou futurs, auxquels il expoſe & qu'il produit malheureuſement trop ſouvent. L'admiration même en entretien l'uſage & l'abus. On a pour cet inſtrument un reſpect ſemblable à celui des ſauvages pour les divinités malfaiſantes.

Des hommes qui croient que leur conſidération dépend de la multiplicité de leurs opérations, préféreront-ils une méthode naturelle, ſimple & populaire en apparence, à des opérations qui leur donnent la réputation qu'ils recherchent? L'inſtrument ſemble les entourer des rayons d'une ſcience ſalutaire & terrible : car un accoucheur qui tient en main le forceps, paroît tenir les clefs de la vie & de la mort : il inſpire le respect & la terreur. Mais que la gloriole dont il se couvre est frêle & perfide ! Les bons principes s'éteignent, la nature est de plus en plus négligée. Eh ! quels gens la connoissent assez pour le leur reprocher ? S'il s'en trouve un, c'est une voix qui crie dans le désert. Les hommes continuent de donner leur admiration à ce qui les étonne, à ce qui est monstrueux, & la refusent à ce qui s'approche de la nature & de sa simplicité. C'est cette nature qui se faisoit sentir à Levret, lorsqu'il disoit : il y a quelque chose de bien extraordinaire dans l'art des accouchemens : l'enfant étant bien placé, le bassin bien conformé, pourquoi le travail quelquefois n'avance-t-il pas ? Mais loin de porter plus loin ses réflexions & ses recherches, il retournoit au forceps, qu'il caressoit d'autant plus, malgré ses terribles effets, qu'il s'applaudissoit d'en être le promoteur & le réparateur. Il s'en croyoit même l'inventeur, pour avoir allongé, renforcé, contourné ses terribles culliers. C'étoit là sur-tout ce qui lui avoit valu sa réputation : car un chirurgien qui invente, ou ajoute quelque chose à un instrument, fixe plus l'attention que celui qui apprendroit à le bannir.

D'ailleurs l'intérêt se nourrit & profite par

l'ufâge fréquent d'un tel inftrument. La foule & la fortune arrivent ; & comme on veut employer lucrativement le tems, on ne donne pas à la nature celui qu'elle exige pour fon opération : voilà comment l'ufage des inftrumens & la réputation s'établiffent tout à la fois. Rohederer, éleve de Levret, rapporte qu'un accoucheur en moins de deux années, termina fix cents accouchemens avec les inftrumens. C'eft ainfi que s'illuftrent auprès des ignorans, ceux qui mettant à part la candeur dans la fcience, favent combien les hommes veulent être trompés.

On ne calcule pas fi la femme eft foible ; fi la nature qui la prépare fouvent à une maladie, au lieu d'être fortifiée par des moyens médicaux, ne fera pas réduite par la douleur d'une opération à un épuifement irrémédiable. Feroit-on une opération douloureufe, à la veille d'une maladie, dans l'organe le plus délicat ? Ne feroit-ce pas éteindre le peu qui refte de forces naturelles, au lieu de les réveiller ? C'eft ce qu'on fait néanmoins dans le foi-difant art des accouchemens. Mais fi les fuites, qu'on eût pu prévenir par des moyens faciles & doux, deviennent fatales : on ne s'en prend point à l'opération, ni même à l'opérateur, dont l'adreffe reconnue n'excite qu'admiration. On loue même sa prudence : car après cette opération, l'accoucheur livre toujours la femme aux soins de la médecine, trop tardifs, & par-là souvent inutiles. Elle meurt. On accuse la nature qui a bien peu de défenseurs, & que personne n'est chargé de justifier. Ce malheur trop fréquent, ne corrige point de la manie de l'opération.

La femme échappe-t-elle au danger, dont l'enfant est le plus souvent la victime, les parties extérieures déshonorées, ameneront bientôt dans l'intérieur le dégoût & le désordre. L'air, en s'introduisant en un organe délicat, y causera des catarres & des fleurs blanches. Le col de la matrice deviendra dans la suite gorgé, dur & squirreux ; ce qui pourra produire les accidens les plus formidables. Sur 100 femmes à qui l'on a appliqué cet instrument, 90 ont des chûtes de vagin & de matrice. Tels sont les suites prochaines & éloignées de l'abus des instrumens : abus qu'on ne pourra détruire qu'en lui opposant la marche de la nature.

Considérons à présent quels secours la médecine doit aux femmes dans le moment de l'accouchement. Nous sommes bien éloignés du point de perfection où l'observation avoit porté chez les anciens cette intéressante partie.

Nous avons vu par quel méchanisme le sang pendant la grossesse arrive en abondance à la matrice ; comment elle devient l'organe principal de la sanguification : nous avons vu quels maux cause cette abondance de sang au commencement de la grossesse : voyons ceux qu'elle produit au commencement de l'accouchement.

Le sang est aussi nuisible à l'accouchement qu'il étoit nécessaire au développement & à l'accroissement du fœtus. Quand l'enfant, en état de vivre par lui-même, a besoin d'arriver à la lumiere, la matrice, qui en est surchargée & qui doit rassembler ses forces pour l'expulser, en est souvent empêchée par une pléthôre de sang qui s'oppose à son méchanisme : elle se resserre pour empêcher l'arrivée du sang dans la même abondance. Celui qui s'y portoit, ainsi que celui qu'elle renferme, étant en excès, se répartit dans l'économie : cette répartition, qui se fait en raison de l'énergie de la matrice & de l'état du reste de l'économie, est souvent très-pénible & quelquefois impossible. La nature est accablée par l'excès de sa richesse & de son abondance.

Pendant les douleurs de l'accouchement, les contractions de la matrice chassent le sang au dehors. On observe, qu'à chaque effort les parties extérieures se gonflent du sang, que leur envoie alors la matrice, par les ligamens ronds antérieurs (1). Lorsque la matrice est violemment & inutilement contractée, le sang peut même passer à travers son tissu. On lit dans les essais de médecine d'Edimbourg, qu'une femme mourut sans pouvoir accoucher d'un enfant mal placé, parce que l'on ne connut pas l'art facile de remédier à la mauvaise position de l'enfant. Toute la surface de la matrice étoit recouverte de sang qui avoit transudé à travers ses pores.

Le sang superflu est quelquefois rapidement transporté vers le cerveau, par une vapeur élastique ; d'où résultent des convulsions & la mort.

(1) Je crois avoir découvert le premier que les ligamens ronds antérieurs sont des tuyaux destinés à débarrasser la matrice d'un excès de sang, à peu près comme les tuyaux appliqués à de grands réservoirs empêchent qu'un excès de fluide ne les creve. J'ai trouvé dans ces ligamens, composés de tissu spongieux, deux arteres pour une veine, contre l'ordre du reste de l'économie. Ce sang apporté dans le tissu spongieux des grandes levres, est reversé dans l'intérieur de l'économie. J'ai tiré le plus grand avantage de mon observation dans la pratique des maladies des femmes, ainsi que je l'indiquerai ailleurs.

L'art bien entendu repare en un inſtant cet horrible déſordre. Cet accident, le plus terrible de tous, eſt de tous le plus remédiable. Il ne s'agit que d'ouvrir à la fois la veine de l'un & l'autre pied. Hippocrate qui nous a tranſmis des réſultats d'obſervations faites pendant un grand nombre de ſiecles, ordonne poſitivement de ſaigner du pied dans ſon accouchement, toute femme un peu ſanguine, & même d'y revenir autant que les forces peuvent le ſupporter. J'ai de bonne heure ſenti l'importance de ce précepte. J'ai cherché depuis un très-grand nombre d'années à le mettre en vigueur. C'eſt ce qui me faiſoit dire, il y a près de dix années, dans un journal de médecine, que l'obſervation & la pratique m'avoient appris, que l'inſtrument qu'on doit employer fréquemment auprès des femmes qui accouchent, que *le vrai forceps, c'eſt la lancette.*

Les femmes ſaignées avant & pendant leur accouchement, & même à pluſieurs fois, ainſi qu'il eſt quelquefois néceſſaire, comme le dit Hippocrate, ont toujours après leurs couches des ſueurs abondantes & naturelles : criſes favorables & qui indiquent que les mouvemens vitaux, en ſe portant librement du dedans au dehors, opérent une heureuſe réſolution, & rétabliſſent les fonctions dans l'état où elles étoient ou devoient être avant la groſſeſſe. Quand on n'a pas diſpoſé, par la ſaignée, le rétabliſſement de l'équilibre du ſang, il n'eſt pas rare de voir pendant long-tems, à la ſuite des couches, une pléthôre vague. Ce ſang en excès s'altere; d'où naît une foule de déſordres.

Le ſang épaiſſi par ſa partie lymphatique dans le viſcere qui renferme l'enfant, empêche, au moment de l'accouchement, les fibres muſculaires de ſe rallier & de produire des contractions énergiques. La plénitude du ſang produit alors des effets qui reſſemblent à ceux de l'inanition.

Rien n'eſt plus difficile à diſtinguer, même pour les maîtres les plus habiles, que la foibleſſe qui vient de perte abſolue de l'énergie vitale, d'avec celle qui vient de cette énergie empêchée par la plénitude. Les apparences ſont les mêmes dans les deux cas; mais les moyens à employer ſont bien différens. Si deux hommes tombent, l'un par ſa propre foibleſſe, l'autre parce que, tout robuſte qu'il eſt, il porte un poids qui excéde ſa force, les moyens propres à faire relever l'un & l'autre ſont bien différens. Dans ces deux cas, il faut donner à l'un des principes de force, des cordiaux, des corroborans; il faut ſeulement à l'autre enlever l'excès de ſa charge; car ces les cordiaux épuiſeroient ſes forces qu'on ne peut ſoutenir au-delà de celles qui lui ſont naturelles. Loin donc de le relever ſes forces, on les abatteroit. En diſtinguant bien les deux cas, on ne donnera pas des cordiaux quand il faut des ſaignées.

Au moment de l'accouchement, il regne quelquefois, dans le bas-ventre & dans le viſcere qui contient l'enfant, un épaiſſiſſement de lymphe, effet d'un état catarral: il découle alors de la matrice, comme des narines dans le rhume, une ſéroſité âcre, une eau qui gerce les doigts & qui ſuinte pendant vingt-quatre heures. La réſolution en eſt ſouvent difficile à s'accomplir. C'eſt alors qu'il faut non-ſeulement des ſaignées réitérées, mais beaucoup de repos, de chaleur, & même quelques cordiaux.

La chaleur aide à la réſolution du ſang, le tient en un état fluide, dulcifie la ſéroſité âcre qui s'en échappe, & la recombine aux principes dont elle ſe ſépare. La chaleur provoque plus rapidement la circulation (1): elle opere une fonte dans le ſang

(1) C'eſt ſans doute la rapidité de la circulation qui dans les climats chauds, établit la puberté dans un âge où l'homme du Nord eſt encore dans l'enfance. Mais ſi

& le rend plus fluide. Elle donne au mouvement musculaire toute son énergie : car les serpens dont les fluides sont en plus grande partie coagulables, ces serpens qui sont composés d'une quantité prodigieuse de muscles, ont au soleil une activité qu'ils n'ont pas à l'ombre : activité qu'ils peuvent perdre par le froid au point de devenir roides & fragiles comme des bâtons, & de pouvoir ensuite être par enchantement ranimés, en les faisant passer par degrés insensibles à la chaleur. Les femmes accouchent plus facilement dans les climats chauds que dans les nôtres; parce que dans ces climats, le sang bien plus fluide, laisse facilement toutes les portions de la fibre musculaire se rapprocher, & que d'ailleurs la chaleur est l'effet d'un fluide (le feu) qui lui-même est le principe de l'énergie musculaire.

la jeunesse est rapide dans les climats chauds, la vieillesse y est aussi très-longue, & s'y trouve mieux qu'aux climats froids. C'est une recherche curieuse & utile à faire, que celle de la différence de circulation au Nord & au Midi, pour en déduire la différence des effets propres à éclairer la médecine. On peut avec nos connoissances modernes, appliquées à l'étude du sang, démontrer pourquoi l'homme vit sous tous les climats, & pourquoi la plupart des animaux sont bornés à un seul.

Les

Les femmes accouchent bien plus facilement dans l'été sec & chaud, que dans l'automne & dans l'hiver. Quand la constitution du tems produit dans l'économie l'état catarral, alors la matrice a un caractere de foiblesse & d'inertie, qui est le produit du catarre que le froid y établit.

La chaleur ne réveille-t-elle pas la contraction des muscles d'un animal nouvellement tué, tandis que les spiritueux, au contraire, détruisent ces mêmes contractions. La médecine doit sans doute appliquer à la pratique le résultat de ces curieuses expériences ?

J'ai observé que les femmes, en accouchant dans telle saison que ce soit, même dans la plus brûlante, ont une certaine froideur dans les organes, qui livrent passage à l'enfant ; en sorte qu'au fort de l'été, elles sont soulagées par l'application des linges chauds. Le froid vers ces parties retarde l'accouchement, tandis que la chaleur le provoque. En effet j'ai souvent vu & jai fait voir avec étonnement à ceux qui étoient présents, que l'application des linges chauds sur les reins, sur le ventre, aux parties extérieures, étoient des moyens simples, naturels, d'une efficacité plus rapide qu'on ne pourroit le croire.

Mais ces moyens ſont ſi faciles ! Ils n'ont rien de brillant. Ils ſemblent populaires. Mais que leur effet, quand on l'obſerve, en fait juger bien autrement.

Les narcotiques ont été des moyens victorieux dans les mains de Smellie, de Deventer, médecins très-habiles dans l'art des accouchemens. Leur effet eſt de diſſiper le ſpaſme, le reſſerrement des capillaires. D'un autre côté, ils donnent au ſang plus de fluidité, en ſorte qu'ils agiſſent par une action triplement ſalutaire.

Les bains chauds, employés après des ſaignées réitérées, ont également de grands avantages ; & j'ai vu, par leur emploi, terminer heureuſement des accouchemens dans leſquels l'uſage des inſtrumens ſembloit non-ſeulement indiqué, mais même indiſpenſable : ils réſolvent encore la contraction de tous les capillaires : ils font porter les liqueurs à la ſuperficie du corps ; ce qui débarraſſe la matrice de leur ſurcharge : ils font ſortir par la ſuperficie de la peau la tranſpiration, dont la vapeur halitueuſe, retenue en abondance dans l'économie, s'oppoſe à la liberté des mouvemens ordinaires, en produit de nouveaux qui établiſſent les plus grands déſordres.

Voilà un léger apperçu des principaux effets de la ſaignée, de la chaleur, des narcotiques &

des bains : effets plus nombreux qu'on ne pense, & qui tous concourrent à débarrasser le viscere qui contient l'enfant de la surcharge du sang qui s'y porte. Ces remedes, bien différens entr'eux en apparence, produisent néanmoins un effet presque semblable ; mais par des côtés très-différens & très-nombreux.

Venons enfin aux remedes cordiaux. J'ai déjà traité de leur action (1), & je crois ne pouvoir

(1) La chaleur réveille l'irritabilité des muscles d'un animal nouvellement tué, tandis que les spiritueux quelquefois la détruisent.

Les spiritueux donnés à l'intérieur, ou se décomposent, ou ne se décomposent pas. Ils se décomposent lorsque les vaisseaux sont assez libres pour permettre l'évolution des élémens qui les constituent : & dans ce cas, ils donnent au sang au cerveau, un principe de chaleur, de rarescence ; un phlogistique très-pur, qui, en allant du cerveau dans les muscles, les contracte & les irrite. Ces spiritueux ne se décomposent que lorsqu'il y a dans le systême vasculaire liberté de circulation, sans pléthôre.

Quand les spiritueux ne se décomposent pas dans l'économie animale, la chaleur, qui dans l'état naturel est portée à trente-deux degrés, & dans l'état morbifique bien au-dessus, volatilise seulement ces spiritueux : volatilisés, ils ne sont qu'un phlogistique grossier, faire mieux que de répéter ce que j'ai dit de leur usage. — L'effet des cordiaux est de por-

un gas inflammable, qui, en diminuant l'irritabilité, arrête le mouvement progressif : & c'est dans le cas surtout de pléthôre que les spiritueux se volatilisent sans se décomposer, tandis que dans l'autre circonstance, ils se volatilisent & ils se décomposent. Un peu de réflexion fera sentir la vérité de cette décomposition : si les végétaux décomposent la lumiere, pourquoi nos corps ne décomposeroient-ils pas des liqueurs spiritueuses ? Qu'un homme foible en prenne, il est échauffé, fortifié, parce qu'ils se décomposent : mais qu'un homme très-pléthôrique en prenne & à grande dose, ils ne se décomposent point, ils se volatilisent en gas inflammable qui diminue l'irritabilité au point d'éteindre le principe de la vie : ainsi les spiritueux, selon les circonstances, augmentent ou diminuent le mouvement dans l'économie animale ; mais la chaleur douce constamment le provoque : ainsi, dans le moment de l'accouchement, les spiritueux donnés à l'intérieur, sont plutôt propres à détruire les contractions de la matrice, qu'à les provoquer, à moins qu'en passant à travers les pores, ils ne soient dans le cas de se décomposer.

On ne doit donner les spiritneux à l'intérieur, qu'autant qu'il y a dans les vaisseaux plutôt inanition que pléthôre, & dans ce cas encore, ce ne sont pas les spiritueux qui conviennent, ils sont trop chargés de phlogistique, ils donnent rop de ce principe ; il faut des restaurans, ter dans l'économie un principe élaſtique qui donne une énergie d'autant plus grande, qu'ils ſe réſolvent en un principe plus ſubtil, plus ſimple,

des corroborans, qui donnent un gas bien différent ; un gas qui rapidement ſe développe dans l'économie animale ; un gas peu clarifié & qui fourniſſe un principe d'élaſticité. C'eſt aux gens foibles, mal nourris, qu'on doit donner de ces remedes, & ils n'en ont que plus d'efficacité, ſi avant de les preſcrire on a employé les ſaignées. Je conſeille, dans ce cas, quatre onces de ſucre bouilli pendant quelque tems dans un verre d'eau, auquel on ajoute, en le retirant du feu, une cuillerée d'eau de canelle orgée, & deux cuillerées de bon vin : il réſulte de ce cordial, pris chaud ſur-tout, un accroiſſement de forces, que ne donne pas le vin ſeul ou les ſpiritueux, qui même nuiſent quelquefois, pour les raiſons ci-deſſus énoncées.

Ainſi la ſaignée, les reſtaurans & la chaleur, les alkalis volatils ſont les vrais remedes propres à provoquer l'accouchement dans le cas d'engorgement, de catarre & d'inertie de la matrice : l'efficacité de ces moyens a toujours étonné les Gardes mêmes.

La nature, dans notre économie, n'emploie que des moyens ſimples : quand on cherche à la ſeconder ou à l'imiter, il faut être ſimple comme elle.

Cette note eſt tirée de mon ouvrage intitulé : Obſervations & Réflexions ſur l'opération de la ſymphyſe & les accouchemens laborieux. A Paris, chez le Clerc, Libraire, quai des Auguſtins 1780.

plus pur & plus élémentaire : il y a, comme on le voit par la note ci-jointe, un grande différence à faire entre l'usage des liqueurs éthérées qui se volatilisent en un gas inflammable, & d'autres substances qui se décomposent en un principe plus pur & plus approchant de la simplicité de celui qui circule au cerveau.

Le cerveau est la source & le réservoir du principe élastique musculaire qui se porte à la matrice pour opérer sa contraction. J'ai vu des femmes, en accouchant, sentir des douleurs qui de la tête tomboient sur leurs dents. J'ai vu les mêmes douleurs descendre du cerveau à la poitrine & au bas-ventre. Harvée rapporte l'observation d'une femme qu'on fit accoucher en irritant de distance en distance la membrane pituitaire ; ce qui sollicitoit des douleurs. J'ai opéré quelque chose de semblable, en faisant respirer de l'alkali-volatil. C'est en observant les cas qui semblent extraordinaires, c'est en les comparant ensuite à d'autres, c'est en les rapprochant de leurs analogues, qu'on leve le voile dont la nature paroissoit devoir être éternellement enveloppée.

Ainsi lorsqu'on cherche à fournir à l'économie un principe de feu pur & élémentaire, lorsqu'on a dessein de fournir au réservoir du feu de la vie qui réside au cerveau, & se distribue par les nerfs, il faut employer les remedes, ou les plus simples, ou les plus faciles à se décomposer dans l'économie. D'après ces vues, on trouvera des restaurans rapides dans de simples eaux aromatiques distillées, qu'on peut rendre plus efficace encore par quelques gouttes d'alkali-volatil. L'alkali-volatil est pour l'économie animale le remede le plus héroïque & le plus fréquemment indiqué; il restaure rapidement sans trouble. Il est très-analogue à nos liqueurs, il est très-décomposable & très-facilement décomposé.

Il est encore un cordial plus puissant, c'est le phosphore, je n'ai point encore publié mes vues sur ce remede très-doux, très-héroïque. Mais j'indiquerai la maniere d'en faire usage dans la dissertation que je vais publier incessamment sur le feu considéré dans la nature & dans l'homme.

Quand on entendra bien l'administration de ces moyens très-simples, l'art alors bannira les instrumens. Deventer, médecin Hollandois, le premier restaurateur de la pratique des accouchemens, employoit si bien les moyens médicinaux dont il cherchoit, par intérêt, à faire mystere, qu'appellé dans les cas les plus désespérés, il rétabliſſoit tout dans l'ordre, ſans aucun inſtrument.

Je vais à préſent conſidérer qu'elle eſt, ſur l'accouchement, l'influence du jour, de la nuit, des ſaiſons, des climats, afin de déterminer les cauſes qui peuvent en avancer ou retarder le terme. Déjà des hommes habiles ont recherché la cauſe des naiſſances tardives ; mais l'on peut ajouter encore à ce qu'ils ont écrit pour réſoudre ce phénomene. Les loix civiles, qui ne tiennent leur pouvoir légitime que de la nature, ont en vain demandé à la médecine des baſes ſolides, des principes ſûrs, pour prononcer dans cette importante matiere ſur la fortune & l'honneur des femmes : elles ont trouvé la contradiction, l'obſcurité, au lieu de la certitude & de la clarté, parce qu'on ne partoit pas de ces grands faits généraux, d'où l'on voit évidemment découler les faits particuliers & leur ſolution. Je demande grace pour la longueur de mes préliminaires, en faveur de l'importance de l'objet.

Les mouvemens périodiques de notre économie, comme ceux de notre globe & de toutes les autres ſpheres de l'univers dépendent d'un principe vivifiant dont la marche eſt invariable. Il eſt bien étonnant que la lumiere, dont l'influence eſt ſi grande, ſi viſible dans tous les êtres, entre pour si peu dans nos considérations & nos calculs sur l'économie animale. La médecine a trop d'insouciance pour des richesses qui sont son plus bel apanage : elle les abandonne à des physiciens qui n'en peuvent tirer aucun parti pour notre économie : riches connoissances ! qu'ils n'auroient dû recevoir, comme dans l'antiquité, que de ses mains.

La lumiere excita, dans l'antiquité la plus reculée, l'enthousiasme le plus général. Elle fut l'objet principal des études de la philosophie & de la médecine qu'on ne distinguoit point alors. La lumiere chez les Perses & les Egyptiens fut regardée comme l'ame des végétaux, des animaux & de l'univers entier. Selon ces peuples, elle avoit tout créé ; elle gouvernoit tout. C'est dans son foyer qu'une nation plus éclairée sur la divinité, plaçoit le tabernacle du Très-Haut. En effet, son influence dans la nature, la joie qu'apporte sa présence, le deuil qui suit son absence, la majesté de ses phénomenes, sa subtilité infinie, la certitude des loix suivant lesquelles elle agit & se propage, l'imcompréhensibilité de sa nature, le besoin qu'en ressent tout être vivant, le sentiment de sa bonté, tout en elle fit courber en adoration l'homme grossier & le philosophe. Chacun de phénomenes de l'aſtre qui nous l'envoie, chacune de ſes influences devinrent la baſe d'un culte particulier. Delà vinrent, en ſon honneur, un grand nombre d'inſtitutions religieuſes, civiles & politiques, qui, appuyées ſur cette baſe premiere, ont conſervé depuis une immenſité de ſiecles une durée qui nous étonne, & imprime ſur l'antiquité un caractere de grandeur & de majeſté à travers les ténebres de l'hiſtoire.

Le ſoleil placé au centre des mouvemens planétaires, qu'il regit par la force d'attraction, affecte différemment chaque globe par le fluide lumineux qu'il lui envoie. Il modifie différemment chaque partie de chaque planette, ſuivant la direction plus ou moins oblique, plus ou moins directe, ſelon laquelle ſes rayons lui parviennent, & ſuivant la quantité dans laquelle ils s'y combinent. Ainſi l'admirable diverſité de notre globe ne tient qu'à la maniere différente dans laquelle il reçoit & combine les différentes proportions de lumiere qu'envoie le ſoleil ſur les différents points de ſa ſurface.

La terre, en tournant ſur ſon axe d'Occident en Orient, une fois en 24 heures, produit autour d'elle, par ſa rotation, un courant du fluide, dans lequel elle nage, lequel ſemble aller d'Orient en Occident. La lumiere du soleil, qui frotte & balaye la surface de notre globe pendant le jour, entre dans la terre, s'y combine & s'en exhale pendant la nuit. En sorte qu'il regne sur la terre un mouvement de la lumiere de haut en bas pendant le jour, de bas en haut pendant la nuit & en tout tems d'orient en occident. Mais ce grand mouvement d'Orient en Occident est modifié deux fois en 24 heures par un flux & reflux que produit, par sa rotation, le satellite de la terre : comme la marche de la lune est chaque jour retardée d'une heure, il s'ensuit que le flux de cette matiere est retardée de près d'une demi-heure dans le jour, & d'autant dans la nuit.

On observe, dans notre athmosphere, quatre états différens de l'électricité pendant vingt-quatre heures ; l'aimant présente également deux mouvemens de l'est à l'ouest pendant le jour, & deux mouvemens semblables pendant la nuit. Mais le flux & reflux des eaux de l'Océan suit d'une maniere plus constante & plus invariable, la marche périodique du satellite de notre globe.

Les physiciens ont assez bien déterminé les effets de la lumiere dans l'économie végétale. Ils ont vu que sa privation jette les végétaux dans la foiblesse ; qu'alors ils deviennent catarreux, hydropiques. La chicorée blanche d'hiver qu'on sert sur nos tables, est un herbage de cette nature, sans couleur & sans saveur; tandis que les végétaux qui reçoivent la lumiere, acquierent de la force, de la saveur & de la couleur, en combinant en eux la lumiere en grande abondance. Les arbres résineux sont des végétaux qui combinent une immense quantité de lumiere, ou du principe élastique pur, qui se trouve dans l'air, lequel principe lui-même est un effet de la combinaison de la lumiere. C'est par le côté le plus exposé au soleil, que les grands végétaux donnent leur gomme ou leur résine en plus grande abondance.

La lumiere est un principe, un élément acide, phosphorique, tendant dans tous les êtres, mais plus spécialement dans les végétaux & les animaux, à la combinaison la plus parfaite & la plus rapide. Elle produit dans les uns comme dans les autres, la couleur & la force. C'est elle qui dans les climats chauds, mûrit l'homme, comme elle mûrit les fruits. C'est son influence qui, vivifiant nos humeurs, chacune à sa maniere, donne à chacune le caractere qui lui est propre. C'est elle qui donne à la bile ce principe d'inflammabilité qui la caractérise, & qui détruit l'homme par son abondance, par son énergie ou son altération, comme les végétaux sont par fois détruits par l'excès, la richesse, ou la corruption de leurs sucs.

Le cerveau est le réservoir d'un fluide élastique vivifiant, parfaitement analogue avec le principe élastique qui régit le système planétaire & les végétaux qui vivent à sa surface. Je déterminerai ailleurs comment le principe lumineux qui réside dans l'athmosphere, dans l'air & dans les alimens, nourrit, selon sa pureté, le cerveau, la poitrine & le bas-ventre. Ce sera un des principaux objets de ma dissertation sur le feu considéré dans la nature & dans l'homme. Car la lumiere n'agit pas moins fortement sur l'animalisation que sur la végétation.

On connoît aujourd'hui comment le soleil modifie la transpiration des végétaux. La lumiere du soleil, combinée avec l'eau des végétaux, s'exhale de leurs filieres en un principe essentiel à la respiration & à la vie des animaux : principe que la chymie moderne appelle air déphlogistiqué; que Dairebel, chymiste Hollandois, qui l'avoit formé le premier, appelloit élément clarifié, que Becker qui le connut, appella nître de la vie, & auquel la chymie moderne donne aujourd'hui tant de noms, que ses effrayantes nomenclatures écarteront bientôt de la science de la nature. Quand les végétaux sont privés de la lumiere, ils n'exhalent plus qu'une vapeur méphitique nuisible à la vie. Pline dit que les feuilles des arbres sont sensibles à la nourriture que leur apporte la lumiere; que le sang est également sensible à la présence de ce même fluide, qui le met en une espece de fermentation & augmente son volume. Mais il ne dit pas, comme on le peut dire aujourd'hui avec une précision extrême, quel sont les modifications que souffre dans l'économie végétale & même animale, ce principe lumineux.

J'ai répété sur l'homme quelques unes des expériences faites sur les végétaux, & j'ai observé que pendant la nuit, & sur-tout pendant le sommeil, la transpiration d'un homme robuste & sain, est plus méphitique que pendant le jour & au soleil. Les anciens connoissoient mieux que nous l'influence de la lumiere sur l'économie animale; & c'étoit d'après ces connoissances que pour animaliser l'homme qui étoit en un état de foiblesse & de cararre, ils ordonnoient, dans certaines maladies séreuses & cachectiques, d'exposer l'individu au soleil, même en des lieux ſablonneux, pour réfléchir la lumiere ſur ſon corps. Les anciens ne publioient que des réſultats d'expériences ; car les expériences elles-mêmes étoient autant de myſteres qu'ils ſe gardoient bien de divulguer.

Les arteres ſont dans l'inſtrument harmonique animal, la corde la plus voiſine des nerfs. Pendant le jour, le ſang eſt aux arteres en plus grande abondance, & ſi ce n'eſt le ſang, c'eſt au moins le fluide élaſtique qui le vivifie.

En obſervant avec attention le pouls pendant 24 heures, au moyen d'une montre à ſecondes, on trouve que c'eſt le matin ſur les 7, 8 heures qu'il eſt le plus lent ; il va toujours augmentant juſqu'à deux, trois heures après midi, tems auquel il eſt à ſon *maximum ;* il baiſſe enſuite juſqu'à 7, 8 heures du ſoir, & ſe releve juſqu'à ce que nous nous remettions au lit. Au commencement du ſommeil, il y a une légere rémiſſion qui diſparoît bientôt ; le pouls continue d'augmenter juſqu'à trois heures après minuit ; alors il eſt dans ſa plus grande élévation ; il baiſſe enſuite juſqu'à 7, 8 heures du matin. Dans les fievres lentes continues, on obſerve bien ces révolutions diurnes du battement des arteres.

Si l'abſence ou la préſence de la lumiere ſur

notre horiſon imprime un caractere aux fonctions les plus naturelles, elle en imprime un bien plus ſenſible dans les maladies : car celles qui tiennent à une énergie vitale, ont leur redoublement, leur exacerbation dans le moment de la plus forte influence de la lumiere. Celles qui ſont le produit de la foibleſſe, d'un défaut d'énergie, quoiqu'accompagnées de ſymptômes énergiques, s'accroiſſent en raiſon que la lumiere s'éloigne.

Le matin, comme l'obſervation nous l'apprend, toutes les maladies qui tiennent à un exès de ſang, ont leur invaſion & leur accès. Ainſi l'apoplexie, qui s'annonce le matin, eſt pour le plus ſouvent une apoplexie ſanguine, dans laquelle il faut ſaigner & redoubler, tandis que celle qui s'annonce le ſoir eſt une apoplexie catarrale pituiteuſe, dans laquelle la ſaignée provoque ſouvent la paralyſie, & qu'on réſout par enchantement, au moyen des alkalis-volatils, qui ne doivent être adminiſtrés dans l'autre qu'avec ſobriété, & après la ſaignée.

Vers midi, au moment de la plus forte influence de la lumiere, les maladies billeuſes s'annoncent, ainſi que leurs redoublemens. Ce qui doit conduire dans ces ſortes de cas à n'adminiſtrer des remedes tant ſoit peu actifs que la nuit,

nuit ; moment auquel la bile est le moins en effervescence. En effet, on observe au Bengale, dit le docteur Balfour, que tel vomit le kinkina administré dans le jour, qui le garde & avec avantage si on le lui donne la nuit.

L'après-midi les fievres quartes se développent & offrent leurs redoublemens : c'est alors le moment de la domination de l'humeur atrabilaire.

Sur le soir & dans la nuit, on voit arriver les maladies catarrales, soit croniques, soit aigues, ainsi que leurs redoublemens. La puissance nerveuse affoiblie, s'affoiblit ultérieurement par l'absence de la lumiere. Ensorte que dans les quatre points du jour, on observe l'exacerbation des quatre humeurs différentes de l'économie animale.

Il est facile de sentir toute l'importance de semblables observations. Les anciens en avoient fait une foule innombrable de ce genre, dont ils avoient tiré de grands résultats généraux, qui leur servoient à prédire les événemens futurs des maladies ; & c'est avec ces prédictions qu'ils entraînoient le respect & l'admiration des peuples, qui les regardoient comme des hommes divins qui pouvoient enchaîner le protée de la nature.

A ces influences diurnes & régulieres, il s'en joint une foule d'autres, qu'il importe de considérer pour ne pas tomber dans l'erreur d'attribuer toujours un effet à une même cause. Par exemple, quand le barométre descend tout-à-coup de plusieurs degrés, il indique que l'athmosphere qui pesoit sur nous d'un poids déterminé, est devenu tout-à-coup plus légere d'une somme considérable. Cette grande variation dans le poids de l'air, produit dans le globe & dans notre économie, l'effet le plus rapide & le plus fâcheux. Cette rarescence subite fait sortir du sein de la terre des exhalaisons qui altérent l'air & causent des épidémies. Cette même rarescence permet aux vapeurs de l'économie animale, de se transporter subitement au cerveau, ce qui produit apoplexie; ou de s'échapper au dehors, ce qui résout tout-à-coup le principe élastique de la vie. On voit dans ces mutations subites du poids de l'athmosphere, des paralysies, des apoplexies, des morts subites. Ce seroit une grande erreur d'en attribuer la cause à la rarescence du sang que produit la présence de la lumiere ou à l'excès de la pituite que produit son absence.

Les anciens avoient observé que les équinoxes & les solstices avoient des influences remarquables, & sur le globe, & dans notre économie : il regne alors dans l'athmosphere un plus grand plein, une plus grande mobilité de la matiere œthérée. Les marées en certaines plages, sont alors plus fortes de près de moitié. On voit alors entre les tropiques, des ouragans, des tempêtes horribles: ce plein ne porte pas de moins grands troubles dans notre économie.

A l'époque du retour d'âge, il existe dans les corps animés, & sur-tout en celui de la femme, une pléthôre considérable, un état de fluxion vague. C'est sur-tout au retour d'âge, & dans les cas de fluxions, & depuis cette époque de la vie, jusqu'à son terme, que l'équinoxe & le solstice influent davantage. Les longues maladies commencent à ces âges, pour ne se terminer qu'à l'équinoxe ou au solstice prochain. Ces mêmes maladies offrent alors une tendance visible à la santé chez les uns, à la mort chez les autres. Sennert, Sydenham, grands observateurs, remarquerent dans leur pratique ces sortes d'influences, & si j'osois parler ici de mes observations, j'assurerois qu'elles y sont conformes. J'ai vu presque toutes les longues maladies des femmes commencer vers ces tems; subir à la suivante époque des changemens en mieux ou en pis,

& enfin se terminer après six mois, un an, dix-huit mois, quelquefois après trois ans, soit par le rétablissement soit par une décomposition à laquelle tout l'art de la médecine ne peut s'opposer. Les mouvemens de la vie sont donc subordonnés à ces grands mouvemens qui constituent la vie particuliere de notre globe, & la vie générale de tout le systême planétaire. Hippocrate qui défendoit de troubler la nature dans ses crises, par suite du même principe, défendoit d'administrer des médicamens actifs, ou de faire de grandes opérations, au tems des solstices & des équinoxes. S'il se passe, disoit-il, de grands mouvemens dans la nature, il s'éleve aussi dans l'homme des révolutions propres à expulser les causes morbifiques. Le médecin alors doit se borner à l'observation. Les proverbes chez toutes les nations sont, ou le résultat des observations sur la nature, ou l'abrégé des réflexions de la sagesse. Un vieux proverbe françois proscrit les médicamens actifs au mois de Juillet.

Si les influences solaire & lunaire sont si remarquables entre les tropiques, c'est que l'attraction de la lune, conjointe à celle du soleil, est en ces plages la plus forte. Elles diminuent en raison qu'on s'approche des poles. Si cette action conjointe peut soulever les eaux de l'Océan de près du double, quelle agitation ne doit-elle pas causer dans notre athmosphere, qui s'éleve à 27 lieues, & qui, près de la terre, étant mille fois plus légere que l'eau, devient de couche en couche plus légere encore.

Ces influences sont particuliérement sensibles dans les femmes, dans les personnes nerveuses affoiblies, & plus spécialement dans les malades. On les remarque moins dans nos latitudes; mais avec un peu d'observation, elles y sont très-sensibles encore.

Pizon rapporte, dans son traité de la médecine du Brésil, qu'entre l'un & l'autre tropique, le mouvement diurne de la lune excite de six heures en six heures, c'est-à-dire, quatre fois par jour, ainsi que quatre fois par mois & quatre fois par an, des changemens très-évidens, & dans l'air & dans l'économie humaine affoiblie. Balfour, médecin Anglois, qui a pratiqué au Bengale, dit qu'à l'approche du plein de la lune, il se fait dans le foie, une plénitude évidente & une extrême secrétion de bile. La situation du foie, sa circulation languissante, sa nature particuliere, le rendent sujet, sur-tout aux climats chauds d'entre les tropiques, à l'accumulation, à l'obstruction, à la ſtagnation, à la corruption. Et dans le plein de l'athmoſphere, très-conſidérable en ces plages, plein qui correſpond à celui de l'économie humaine, on doit voir, dans les gens affoiblis, & l'on voit en effet, ou une ſecrétion plus abondante de la bile, ou les déſordres qui réſultent de ſon accumulation, de ſa ſtagnation & de ſa corruption. C'eſt dans ces climats, comme je l'ai dit, qu'il importe de conſidérer, non-ſeulement les tems, mais même les heures d'adminiſtrer les médicamens. Les anciens attribuoient à la lune une maligne influence ſur les enfans. Ceux qui s'expoſent à ſes rayons entre les tropiques, contractent des fievres & des maladies très-graves.

La lune a viſiblement une force d'abſorption & d'attraction du fluide lumineux. Elle paroît abſorber pendant la nuit celui qui pendant le jour eſt entré dans la terre : elle abſorbe en même tems la lumiere du ſoleil. Ne reſſembleroit-elle pas aux phoſphores qui combinent en eux la lumiere qui les environne ? L'athmoſphere aujourd'hui reconnu de la lune, & dont j'ai toujours oſé ſoutenir l'exiſtence comme une loi invariable de la nature, les points lumineux que les inſtrumens étonnans de Herſchel y découvrent, & que ce ſavant aſtronome croit être des volcans, juſtifieroient cette opinion.

Les phénomenes de la nuit s'expliquent facilement par cette abſorption de la lumiere qui, pendant le jour s'eſt combiné à la terre, & qui pendant la nuit s'en exhale. Delà dérivent les redoublemens des maladies dans leſquelles le principe de la vie eſt en défaut.

Pendant la nuit, les végétaux, les animaux, non-ſeulement ne reçoivent plus le principe lumineux, mais même ils perdent celui qu'ils ont reçu pendant le jour, & qui n'eſt pas encore combiné. L'état méphitique de la tranſpiration des uns & des autres pendant la nuit, état bien différent le jour, prouve évidemment l'influence de la lumiere dans les uns & dans les autres.

L'homme pendant l'abſence de la lumiere, reſte en un état de ſtupeur, parce que la nature ne veut pas qu'il perde alors plus qu'il ne peut acquérir. Il eſt plongé dans un repos, pendant lequel le réſervoir du cerveau ne reçoit rien de l'influence du ſoleil. Mais la poitrine continue à choiſir dans l'air le principe éthéré qu'il renferme, & l'économie à l'intérieur fait ſecrétion de celui qu'apportent les alimens. C'eſt ainſi que, par le repos & ces deux moyens combinés, la nature suppléant au défaut de la lumiere, remplit le réservoir du cerveau, & le prépare au tems de l'action que l'aurore vient annoncer.

Le sommeil est l'effet du principe méphitique qui s'exhale pendant l'absence de la lumiere, tant des liqueurs des végétaux, que de celles des animaux. Ce principe agit chymiquement sur le fluide acide vivifiant. Il se combine à ce qui est contenu dans les nerfs, il résout leur puissance. Les narcotiques n'agissent pas autrement. Mais s'il se joint à ces vapeurs méphitiques, stupéfiantes, un âcre stimulant, comme dans les maladies, alors en même tems que le méphitisme résout le principe éthéré des nerfs, l'âcre les stimule & les provoque à une secrétion ultérieure épuisante. Delà les insomnies qui jettent les animaux, & sur-tout l'homme, dans l'agitation, l'anéantissement & le désespoir.

A chaque six heures, la marée monte ou descend, & l'on observe évidemment entre les tropiques, & même encore dans nos ports, qu'à ces époques les maladies, ou s'aggravent, ou diminuent. Ces heures sont celle de la mort, sur-tout pendant la nuit; & comme elles changent chaque jour, puisque chaque jour la lune retarde son arrivée à-peu-près d'une heure, ces influences se retardent de même.

Le cerveau qui eſt un réſervoir du fluide éthéré, régi par celui de la lumiere, envoie aux muſcles, au moyen des nerfs, le principe propre à les contracter. Comme l'accouchement eſt ſoumis aux influences du cerveau, il l'eſt par conſéquent à celles de la lumiere. Nous voilà rentrés dans notre objet, dont nous avons paru beaucoup nous écarter; mais l'importance de la matiere fera j'eſpere excuſer la digreſſion qui n'eſt qu'en très-petite partie étrangere à mon ſujet, comme on s'en convaincra ſi on le médite.

L'accouchement eſt une eſpece de mort, c'eſt la ceſſation de notre premiere vie. La cauſe qui nous débarraſſe de la priſon de la matrice eſt la même qui nous débarraſſe des liens de notre exiſtence. Nous ſommes ſoumis aux mêmes influences pour naître & pour dénaître.

Les accouchemens arrivent le plus fréquemment dans la nuit. Les fruits mûrs tombent d'un arbre ſain, plutôt la nuit que le jour, à état égal de l'athmoſphere. Quand la nature eſt forte, l'enfant nait dans le tems de l'exhalation de la lumiere, pendant la nuit; mais j'ai obſervé que les accouchemens qui préſentent l'apperçu de ſuites fâcheuſes, ou dans leſquels il ſe prépare une maladie, arrivent vers le milieu du jour, tems où la pression du fluide lumineux est la plus forte sur notre économie.

Les douleurs de l'accouchement sont généralement soumises à des périodes de six heures. Tout accouchement ne se termine naturellement qu'après six, douze, dix-huit, vingt-quatre & trente-six heures; dans les accouchemens longs, les douleurs s'assoupissent & se réveillent, selon ces périodes. L'observation & l'expérience menent à juger, en approchant d'une femme en travail, quel sera le période de son accouchement & en quel tems, à une demi-heure près, il se terminera. Entre les tropiques l'accouchement est si prompt, si facile & si simple, que les femmes s'aident entr'elles sans avoir acquis aucune connoissance en ce genre. La durée de l'accouchement est très-courte dans les climats chauds; & même dans nos latitudes, l'accouchement, dans l'été très-chaud, est de si courte durée, que quelquefois une femme est délivrée avant que l'accoucheur arrive. Il m'a paru qu'alors les membranes du placenta étoient moins adhérentes à la matrice. La maturité semble plus parfaite; ce qui rend la séparation plus facile : car les obstacles à l'accouchement viennent de la matrice & des chairs,

& jamais des os du bassin, quand la femme n'est pas contrefaite : ce qui explique pourquoi une femme souffre d'énormes douleurs pour mettre un enfant de petit volume au monde, & dans un autre tems accouche avec une promptitude étonnante d'un autre très-volumineux.

Les femmes qui jouissent d'une heureuse santé, accouchent, dans l'été, plutôt avant la révolution du neuvieme mois qu'après ; & les petites femmes en plus grand nombre que les grandes ; rarement le premier accouchement, chez les unes & les autres, va jusqu'à l'entier accomplissement du neuvieme mois.

La chaleur avance le terme de l'accouchement, parce qu'elle rend la circulation plus rapide : le soleil donne plus de principe énergique à l'économie. Les effets ici sont accélérés en raison de l'intensité des causes. Dans les nids des oiseaux, les œufs qui sont au centre éclosent plutôt que ceux qui sont sur les bords.

L'électricité, dit-on, accélere la végétation & fait éclore plus promptement les œufs; ne peut-elle pas accélérer l'accouchement ? Il ne faut pas croire que l'électricité fournisse ni aux végétaux, ni aux œufs, une plus grande masse du principe élastique lumineux qui la constitue.

Ses effets sont dus à une action méchanique. L'air est plus rare autour de tout corps électrisé. Il s'ensuit que la transpiration ou l'évaporation est plus abondante. L'accélération de la sortie de l'eau dans les tubes électrisés est uniquement due à cette rarescence de l'air. Ce n'est donc point par la pénétration d'un fluide que les œufs éclosent plutôt. J'ai observé chez une dame qui s'étoit occupée étant grosse de l'électricité, qu'il y avoit dans la matrice, dans le placenta & dans l'enfant une pléthôre énorme de sang, laquelle avoit déterminé l'accouchement avant terme. En donnant trop, ou en donnant mal à l'électricité, on écarte les savans d'une étude dont l'importance n'est pas encore assez sentie, & dont on n'a pas même tiré les conséquences qu'on doit déduire des expériences connues ; conséquences qui conduiroient à des découvertes nouvelles (1).

(1) Si j'avois assez de loisir pour publier mes vues sur l'électricité, dont j'ai donné à Paris un cours public & complet, j'arriverois, je l'espere, à démontrer, par son moyen, que l'attraction & la répulsion dans la nature ne tiennent qu'aux formes différentes que prend la matiere active. Je démontrerois, je l'espere, qu'il n'y a dans la nature qu'un principe, & que toute matiere quelconque a les deux forces d'attraction & de répulsion,

Considérons à présent les causes qui peuvent prolonger le terme de l'accouchement, & de combien il peut aller au-delà du terme de neuf mois.

Le terme de l'accouchement est soumis, ainsi que nous l'avons vu, aux influences périodiques de la circulation; tout ce qui peut rallentir la marche progressive des fluides de la femme grosse, peut prolonger la gestation; en sorte que d'après un examen réfléchi des causes qui accélerent ou retardent la marche de la nature, on peut établir

mais dans des proportions différentes. Que nul corps dans la nature n'est sans athmosphere, à plus forte raison la lune & tous les autres corps célestes. On verroit qu'en étudiant l'électricité par l'aimant, & l'aimant par l'électricité, on peut faire les découvertes les plus étonnantes. C'est d'après cette considération d'une science par l'autre; c'est d'après des rapprochemens sur les principes des conducteurs électriques appliqués aux aiguilles aimantées, que j'ai conseillé à M. Pelletier, ingénieux & habile méchanicien, de faire des aiguilles aimantées qui ne pesent pas un demi-gros, & qui, à raison de leur longueur de plus de trente pouces, deviennent sensibles au barreau magnétique à plus de 60 pieds. La sensibilité de ces aiguilles a démontré des propriétés inconnues dans le fer. Ces athmospheres très-étendus, leur pénétrabilité, peuvent nous conduire aux découvertes les plus importantes.

quelques données, d'après lesquelles il sera facile de reconnoître si une naissance que l'on dit être tardive est telle en effet. Il est agréable à l'esprit, utile à notre économie, avantageux à la paix & au bonheur de la société, de ranger ici les écarts apparens de la nature dans l'ordre de ses loix générales.

Toutes les fois que pendant la grossesse il survient un état de foiblesse, une affection catarrale & pituiteuse, une langueur, une maladie, une altération dans les fonctions du cerveau, où réside le principe de l'énergie vitale, la matrice & le bas-ventre sur lesquels ce viscere influe capitalement, perdent une portion de leur ressort & reçoivent une surcharge de sucs. Quand le ventre est excessivement volumineux pendant la grossesse, l'accouchement retarde plus ou moins, & dans ce cas, les suites peuvent être fâcheuses. Aussi les sages-femmes disent, & avec raison, qu'un accouchement qui retarde n'est pas sans danger. Dans tous ceux qui ont passé le terme ordinaire, on peut observer que le ventre étoit excessivement volumineux.

Il est rare que le terme d'un premier accouchement soit retardé. On ne voit ordinairement ce phénomene que chez des femmes un peu âgées, ou qui déjà sont meres de plusieurs enfans.

Il est au pouvoir de l'homme de modérer la marche progressive de la vie dans quelques especes du regne végétal : il peut également, dans quelques especes du regne animal, telles que dans quelques insectes, suspendre, prolonger ou accélérer à son gré la vie. Lorsque des circonstances modérent les mouvemens vitaux, pourquoi la marche progressive de notre premiere vie dans la matrice, ne seroit-elle pas retardée, puisqu'il est même en notre pouvoir de modérer en quelque sorte celle dont nous jouissons. La femme qui habite des climats chauds, arrive à dix ans à la puberté ; si sa fille est transportée dans l'enfance aux climats froids, elle n'arrivera, comme tous les autres enfans des climats froids, à la puberté qu'à l'âge de quinze ans.

Pourquoi la gestation de la femme ne seroit-elle pas prolongée, si celle des animaux va quelquefois au-delà du terme naturel. On a la preuve certaine que les vaches & les cavales mettent bas à un terme plus éloigné que celui que leur assigne ordinairement la nature.

On tient regiſtre dans les campagnes des jours de l'accouplement de nos animaux domestiques, ainsi que de celui où ils mettent bas. La vache porte ordinairement neuf mois ; mais lorſqu'elle eſt malade & languiſſante, il y a des exemples qu'elle n'a mis bas qu'à plus de moitié du onzieme mois. La jument porte onze mois, mais elle va quelquefois juſqu'au douzieme, & rarement juſqu'au milieu, & plus rarement encore juſqu'à la fin du treizieme. On obſerve que les premiers poulains viennent à onze mois, & que les derniers viennent à un an, en ſorte que la geſtation dans les grandes eſpeces, s'allonge après qu'elles ont mis bas pluſieurs fois : c'eſt ce que j'ai également obſervé pour l'eſpece humaine, dans laquelle les naiſſances ne paroiſſent retarder qu'après un ou pluſieurs accouchemens.

Nous avons conſidéré les cauſes qui rendent l'accouchement précoce ; on ſent que les cauſes oppoſées doivent en retarder le terme. Je vais offrir ici quelques obſervations de naiſſances tardives pour confirmer & établir des vérités importantes.

Dans la troiſieme de ces obſervations, je traiterai des monſtruoſités, parce que cette matiere, comme on le verra, ſe trouve liée naturellement aux naiſſances tardives.

En 1774, Madame B..., libraire quai des Auguſtins, devint groſſe pour la ſeconde fois dans

dans les premiers jours de Septembre. La conception fit sur elle l'effet d'une espece de contagion ; elle occasionna la fievre, & une grande débilité. Quinze jours après, la petite vérole se déclara. Cette maladie, dont la marche est ordinairement réglée, en prit une très-lente & très-irréguliere. L'éruption se fit à plusieurs fois. Pendant plus de six semaines cette dame garda la chambre : la fievre revenoit fréquemment : Elle guérit enfin ; mais resta long-tems avec des croûtes : elle sentit distinctement remuer son enfant à quatre mois, c'étoit dans les premiers jours de Janvier. Elle n'accoucha que le 20 de Juillet, & vers le milieu du jour, d'un enfant mâle très-petit, & qui portoit sur tout son corps des marques semblables à celles que laisse après elle & pendant quelque tems la petite vérole. Son ventre qui avoit été volumineux, resta tel au moment de l'accouchement. Le troisieme jour, après sa délivrance, il se déclara une fievre qui fit craindre pour sa vie. J'eus l'avantage de la sauver, mais l'enfant, malgré tous mes soins, n'a vécu que jusqu'à cinq ans, toujours foible, très-petit, couvert & rongé d'une éruption dartreuse.

M. de Buffon, dans son huitieme volume de supplément à l'Histoire naturelle, rapporte une observation de naissance tardive, qui confirme ce que j'ai dit sur les causes propres à produire ce phénomene. Une dame avoit eu 9 enfans : le dixieme vint au monde après treize mois de grossesse. En Septembre 1734, cette dame sentit des mouvemens d'enfant pendant cinq jours. Vers le 10 Octobre, elle se mit au lit, parce que la matrice étoit relâchée, & qu'elle sentoit des douleurs qui paroissoient produire une fausse couche. Elle resta couchée tout le mois. Au commencement de Février, qui étoit son neuvieme, elle eut des douleurs telles que la sage-femme & l'accoucheur qui furent appellés, annoncerent que cette dame seroit délivrée dans la nuit suivante : néanmoins l'accouchement fut différé jusqu'au 10 de Juillet. A la fin de Février, cette dame avoit eu une grande émotion, qui avoit concouru à troubler ses fonctions & à retarder son accouchement jusqu'en Juillet. Cet enfant faisoit des mouvemens tels qu'il causoit à sa mere les douleurs les plus violentes. Le 9 Juillet 1736, les douleurs se déclarerent. Pendant trente-six heures que dura le travail, elle n'eut que des éprintes très-sensibles. Enfin elle accoucha; mais principalement par les efforts qu'elle fit pour se débarrasser de son ennuyeux fardeau.

L'enfant vint au monde avec des cheveux & des dents. Il a vécu, mais petit & contrefait, ayant les jambes grosses, la tête énorme, & bien moins d'esprit que ses freres & sœurs. Le volume de la tête, le terme de l'accouchement, la conformation, tout enfin étoit ici monstrueux.

On peut remarquer encore que l'accouchement se fit en Juillet, mois pendant lequel l'athmosphere est rempli, plus qu'en aucun autre, du fluide élastique lumineux.

Passons à la troisieme observation, dans laquelle je vais offrir sur les monstres, quelques réflexions qui peuvent devenir intéressantes.

On a saisi pendant long-tems, avec avidité, la description des monstruosités : on a donné de ces prodiges, les détails les plus minutieux & les plus fastidieux ; mais on s'est éloigné de la connoissance des causes, en raison de ce qu'on les a cru proportionnées aux effets : des recherches stériles ont attiédi la curiosité des savans, qui d'ailleurs ont senti qu'en se fixant trop à ces rares phénomenes, on arrêtoit les progrès des sciences, en donnant trop d'empire au merveilleux. L'observation suivante va nous offrir la naissance d'un enfant monstrueux à la fin du onzieme mois. Je vais tenter de détruire le merveilleux, par le merveilleux lui-même ; & tâcher, à ce moyen, de rendre dorénavant utile à la ſcience ce qui ſembloit nuire à ſes progrès.

Au 20 Septembre 1778, je fus appellé, rue Dauphine, auprès d'une femme âgée de 39 ans, pour l'accoucher de ſon cinquieme enfant, qui préſentoit le pied gauche, le talon tourné du côté droit. La ſage-femme étonnée de la réſiſtance, à raiſon du volume de l'enfant, dont elle jugeoit par la partie qui ſe préſentoit, me fit appeller pour achever l'accouchement.

Je commençai par diriger le plus grand diametre de l'enfant, ſelon le plus grand du baſſin. Je ne me preſſai point d'achever l'accouchement, parce que j'ai remarqué qu'une certaine rigidité, qu'on appelle force tonique, s'oppoſe à la ſortie de l'enfant ; & qu'on riſque de le faire périr par les efforts néceſſaires pour la vaincre, tandis qu'en attendant quelques momens, elle ne fait plus d'obſtacle. J'eus ſoin de faire les attractions ſeulement ſur les côtés de l'enfant, pour ne pas expoſer les ligamens de ſes vertebres à s'allonger : ſans ce ſoin on fait périr beaucoup d'enfans qu'on amene par les pieds, quoiqu'on n'emploie que des efforts légers en apparence ; tandis qu'on leur conſerve la vie, même en agiſſant avec effort, si la puissance ne porte que sur les parties latérales. D'après ce principe, j'ai obtenu vivans tous les enfans que j'ai amenés par les pieds; cependant il est reconnu dans la pratique ordinaire, qu'il en périt un grand nombre dans cette sorte de position, c'est ce qui la fait regarder comme dangereuse.

L'enfant venu au monde, je le fis emporter promptement dans une autre chambre, de peur que sa mere ne le vit. Le corps & les membres étoient énormes. C'étoit un enfant mâle, dont les parties génitales étoient extraordinairement petites: il n'avoit point de crâne ni de trace des pariétaux: le cerveau & le cervelet étoient chacun dans une petite poche membraneuse; & se présentoient au dehors comme deux hernies, de la grosseur, l'une d'un abricot, l'autre d'une cerise.

Cette femme, sans avoir vu l'enfant, me dit qu'elle accouchoit d'un garçon au terme de onze mois. Je la questionnai, & voici ce que j'appris d'elle.

Toutes les fois qu'elle étoit grosse d'un garçon, & celui-ci étoit son quatrieme, elle avoit un desir de manger, plusieurs fois dans le jour, du fromage: desir tel, qu'elle se trouvoit mal quand elle ne pouvoit le satisfaire: tandis que dans la grossesse des filles, elle avoit du dégoût pour cet aliment.

Elle étoit devenue grosse dans les premiers jours d'Octobre 1777. La cessation de ses regles qui jamais ne lui avoient manqué, qui d'ailleurs étoient très-abondantes, l'envie qu'elle avoit de manger du fromage, & une foule d'autres symptômes, le lui avoient prouvé. Elle sentit remuer très-distinctement vers le milieu de Février 1778. Ordinairement elle étoit saignée plusieurs fois dans ses grossesses; elle s'y refusa dans toute celle-ci, quoiqu'elle en sentît le besoin le plus pressant, dès le troisieme mois. Enfin, le premier Août, elle eut les douleurs de l'enfantement. Sa sage-femme lui dit qu'elle seroit délivrée dans le jour, parce que le col de la matrice étoit dilaté & les eaux prêtes à percer.

Depuis cette époque, deux mois se sont passés dans des souffrances continuelles: la matrice s'étant de plus en plus développée, monta sous le diaphragme à tel point, que le certilage Xiphoïde fut dejeté en dehors. Dans les derniers mois, la respiration ne s'étoit accomplie que par les muscles extérieurs de la poitrine. Ils avoient même été si gênés pour cette fonction, que cette dame le lendemain de son accouchement, éprouvoit dans tous les mufcles de la poitrine, la laffitude la plus douloureufe.

Quand j'eus terminé l'accouchement, je donnai des foins à l'enfant. Sa voix extraordinaire reffembloit au bêlement du mouton. Je comprimai légérement la petite poche qui contenoit antérieurement le cerveau; elle n'avoit pas le fixieme du volume ordinaire; la refpiration refta fufpendue : en retirant mon doigt elle fe rétablit. Quand je vins à comprimer le cervelet, qui étoit au plus de la groffeur d'une cerife, j'obfervai dès-lors des convulfions dans les quatre extrémités, & particuliérement dans les mufcles fléchiffeurs.

Cet enfant ne vécut que quatre jours, pendant lefquels je lui fis donner du lait d'ânefſe; lait qui me paroît feul pouvoir fuppléer à celui de la femme. Le quatrieme jour l'enfant ne put remuer la mâchoire inférieure; fes pieds fe recourberent, ainfi que la colonne épiniere, de devant en arriere, comme il arrive dans le tetanos. J'attribuai cet effet à l'impreffion que fit l'air, qui étoit vif & froid, fur la poche membraneufe du cerveau & du cervelet. Cette poche ne pouvoit être comprimée par aucun corps: je ne pus la recouvrir d'aucuns vêtemens pour la défendre de l'impreſſion de l'air. J'obſervai qu'en l'approchant à certaine diſtance de la chaleur du feu, l'enfant s'agitoit & reprenoit vie.

Pendant tout le tems de la groſſeſſe, l'enfant a été ſitué, dans la matrice, les feſſes ſur l'orifice, & la tête vers le fond & à droite. Ce fut à mon gré la cauſe de ſa monſtruoſité : car cette femme avoit pris l'habitude, de ſe coucher ſur le côté droit, & de former avec ſon oreiller un tampon pour preſſer pendant la nuit une boſſe qu'elle ſentoit au côté droit; c'étoit la tête de l'enfant.

J'ai obſervé que les enfans ſitués dans la matrice, la tête en haut, ſe meuvent moins facilement que les autres. Celui-ci avoit peu remué. La pléthôre exceſſive & la compreſſion, avoient empêché le développement de ſon cerveau & produit la hernie. Cette preſſion, jointe à l'état des humeurs de la mere, s'étoit oppoſée à l'oſſification.

M. de Réaumur avoit remarqué que les œufs qu'il faiſoit éclore dans des fours produiſoient des monſtres. Il attribua d'abord ce phénomene à la ſeule inégalité de la chaleur : mais ayant obſervé une poule qui couvoit, il apperçut qu'elle retournoit de tems en tems ſes œufs, & dès-lors en l'imitant il n'eut plus de monſtre. En 1778, un chat avoit couvé les œufs d'un canard, il en advint de petits canards monſtrueux. On s'occupoit beaucoup à expliquer les influences du chat ſur ſa ſinguliere incubation ; mais il n'avoit de part à cette conformation, que pour avoir ignoré le ſecret de la poule, qui retourne ſes œufs. Hippocrate, dans ſon ouvrage admirable, mais très-difficile à entendre, ſur la nature de l'enfant, indique ce mouvement que la poule donne à l'œuf, pour empêcher que le fœtus ne ſoit déformé par une chaleur & une preſſion inégale.

Dans l'eſpece humaine, ſi l'enfant a de la peine à ſe mouvoir, ſi les principes de ſes ſolides & de ſes fluides ont peu d'énergie, alors une compreſſion continuée peut le déſorganiſer, comme il arrive à l'œuf qui n'eſt pas retourné ; comme il arrive également à une plante tendre qui végete & qu'un corps lourd empêche de prendre ſa direction & ſa forme ordinaire ; elle ſe porte où elle trouve moins de réſiſtance. J'ai remarqué dans les obſervations de la plupart des monſtres, qu'ils s'étoient préſentés par les pieds : ſituation dans laquelle ils ſont comprimés dans la matrice.

L'enfant qui s'eſt accru en cette poſition, m'a paru avoir la tête auſſi plus petite.

On voit des monſtres qui ont deux têtes, trois bras, &c. Dans ce cas, ce ſont deux enfans : la matiere des deux corps s'eſt pénétrée, & les mouvemens vitaux de l'un & l'autre ſe ſont confondus ; ainſi deux graines montant en un tuyau ne forment qu'une tige. On parvient à faire de ſemblables monſtres parmi les poiſſons ; il ne s'agit que de ſerrer les fœtus les uns contre les autres.

On demandera peut-être, & avec raiſon, pourquoi cet accident eſt rare, ou plutôt pour quelle raiſon il eſt ici ſurvenu. C'eſt qu'il y avoit chez cette dame une diſpoſition dont l'influence s'eſt portée ſur l'enfant. Je vais en rendre compte.

En conſidérant la tête de cet enfant avec attention, je dis à la mere que je préſumois qu'elle avoit eu une grande quantité de fleurs blanches avant & pendant ſa groſſeſſe. Elle m'avoua que depuis ſa derniere couche elle en étoit accablée au point qu'on eût pu la ſuivre à la trace. C'étoit une perte fatigante. Les enfans des femmes ſujettes à cette incommodité, m'ont paru généralement, à leur naiſſance avoir les ſutures plus dilatées.

L'oſſification de leurs pariétaux eſt moins avancée. Ces ſortes d'enfans, vers le tems de la dentition, deviennent ſujets aux engorgemens des articulations, ce qui forme le nouage, & quand le vice a plus d'intenſité, les écrouelles & le rachitis.

En obſervant cet enfant, je préſumai que puiſque l'enveloppe du cerveau ne s'étoit pas oſſifiée, il falloit que quelque vice humoral chez la mere s'y fût oppoſé; car la compreſſion ne pouvoit avoir produit un effet auſſi grand, qu'à raiſon de la molleſſe des membranes du cerveau: moleſſe due à l'état des mauvais ſucs qu'avoit fourni la mere pour la ſolidification de l'enfant.

Le développement du cerveau ayant été arrêté, il en réſulta un obſtacle au développement des parties génitales, qui ſont dans tous les animaux le dernier réſervoir nerveux : ces deux réſervoirs correſpondent l'un à l'autre. La nature arrêtée dans la marche progreſſive de l'un, dut l'être dans celle de l'autre. Faut-il s'étonner que dans ce cas l'époque ordinaire de l'accouchement ait été reculée de deux mois ?

J'ai expoſé quelques-uns de ces ſecrets de la nature, que les anciens prêtres de l'Egypte conſervoient entre eux comme des myſteres ſacrés.

Il feroit intéreffant au bonheur de la fociété ; & avantageux à la population, qu'on confidérât philofophiquement l'homme, depuis fes premiers linéamens jufqu'au terme de fa vie ; & qu'on s'occupât à découvrir les rapports qui exiftent entre lui, les végétaux, les animaux, & tout ce que le globe entier renferme.

En liant ainfi l'homme à toutes les fubftances de la nature, on porteroit dans l'étude & dans la comtemplation de la médecine, une vie, une activité, qui rendroient cette fcience tout à la fois plus agréable, plus facile & plus utile. L'homme alors verroit dans lui-même, toutes les opérations de la nature que fes fens auroient pu connoître & faifir.

Ce petit opufcule, dans lequel je n'ai offert que quelques traits des vérités à développer, a été compofé en très-peu de tems au milieu de mes occupations. On me force à repouffer l'intrigue & la calomnie, que mon filence n'ont fait qu'enhardir.

J'ai vu la groffeffe, l'accouchement, & j'en ai confidéré les fuites d'une maniere que je crois n'avoir point encore été expofée dans nos livres. Prefque tous fe font occupés des détails : j'ai cru devoir établir des généralités, des principes, persuadé que les généralités nous apprennent à classer facilement & utilement la foule immense des détails, qui, sans ces mêmes généralités, n'offrent qu'une richesse plus embarrassante qu'utile.

Il eût été nécessaire de joindre ici quelques considérations sur l'état des femmes accouchées : ce sera l'objet de la suite de cet opuscule. J'essaye d'y suppléer par un mémoire de ce genre.

On s'occupa beaucoup, il y a quelques années, des accidens qui arrivent aux femmes à la suite des couches. Comme on observoit que la fievre putride à la suite de l'accouchement prenoit un caractere particulier; (&, en effet, elle en doit avoir un, vu l'état particulier des femmes en cette circonstance;) en Angleterre, on lui donna le nom de fievre puerperale, qu'elle a conservé en France. On a écrit sur cet objet, nombre de volumes pleins de détails précieux, j'en conviens, mais on n'a pas recueilli des généralités propres à les rassembler sous leur vrai point de vue.

Il périt à l'Hôtel-Dieu de Paris un grand nombre de femmes à la suite de leurs couches. On s'est plus occupé des effets que de la cause. Ce qui a conduit à l'application d'un remede ſouvent ſalutaire, mais que d'autres nations avant nous avoient obſervé ſouvent inutile. N'eſt-il pas plus ſage de chercher à prévenir des maux, que de s'occuper des moyens propres à les combattre ?

Le Mémoire ſuivant offre quelques principes applicables à tous les accidens qui ſe manifeſtent à la ſuite des couches, & aux moyens de les prévenir. C'eſt ce qui me détermine à le publier.

Il y a pluſieurs années que je remis ce Mémoire à M. Colombier, mon confrere, inſpecteur des hôpitaux civils, afin qu'il en fît l'uſage qu'il croiroit convenable. Je le place ici comme tenant naturellement aux principes que je viens d'établir, comme généralement utile, mais ſurtout aux malheureuſes femmes que leur miſere force à venir dans cet hôpital pour y dépoſer le fardeau de leur groſſeſſe.

Le Gouvernement s'occupe efficacement aujourd'hui de ſecourir la claſſe la plus indigente du peuple; puiſſent mes idées & mon expérience ſeconder ici ſes vues!

L'obſervation m'a prouvé que la mortalité des enfans, qui à la dentition eſt de près de moitié, pouvoit être réduite au moins d'un vingtieme. J'ai publié l'apperçu de ma théorie, c'eſt-à-dire, de la maniere dont j'ai enchaîné les faits que l'expérience m'a fournis. On peut produire une influence aussi heureuse dans les accouchemens.

Des calculs politiques faits en Suede, publiés dans les Mémoires de l'Académie de Stockolm, démontrent que la mortalité exerce ses ravages sur les femmes principalement de 20 à 35 ans, & qu'il en périt par leurs couches plus que par toute autre maladie. La médecine peut, & j'en suis intimement persuadé, réduire de beaucoup ce calcul affreux de mortalité. Elle peut, par une étude approfondie des maladies des femmes, amener des résultats différens. Et en effet, le tems où la femme est le plus en état de reproduire son espece, ne doit pas être l'époque la plus dangereuse pour sa vie.

ÉTAT DE LA FEMME ACCOUCHÉE.

Moyens de remédier à la maladie appellée Fievre puerperale, *qui dans certaines ſaiſons, attaque les femmes à la ſuite de leur couche :*

Spécialement à l'Hôtel-Dieu de Paris.

LA nature rallie & concentre ſon activité dans le bas-ventre de la femme qui a conçu. Toute occupée de la formation de l'enfant, elle ſommeille ainſi que nous l'avons établi dans le reſte de l'économie. La tranſpiration inſenſible, étant moins abondante pendant la groſſeſſe, accroît à l'intérieur la pléthôre. Tous les vaiſſeaux veineux de la matrice & du bas-ventre perdent leur reſſort, ce qui produit un engorgement néceſſaire. La matrice, en ſe développant, comprime les vaiſſeaux & les viſceres du bas-ventre ; cette compreſſion produit une perte ultérieure d'élaſticité. Quand l'enfant, par ſa ſortie, a laiſſé un eſpace libre à toutes les parties comprimées, alors elles perdent quelquefois entiérement leur force & leur énergie.

L'enfant eſt-il arrivé au terme d'accroiſſement auquel il lui faut de nouveaux agens pour de nouveaux développemens, les forces aſſoupies ſe réveillent, ſe dirigent vers la matrice pour l'expulſer. L'accouchement eſt un effort, une criſe : mais après cet effort, l'économie toute entiere, & surtout le bas-ventre, sont en une grande débilité. Les individus propagés, diminuent la force des individus propageans ; ils les consument même dans plusieurs especes ; car presque tous les insectes & un grand nombre de végétaux périssent d'épuisement après la propagation. La femme qui devient alors nécessaire à son enfant, n'est qu'affoiblie par l'accouchement, mais plus ou moins selon des circonstances accessoires. Dans l'état le plus ordinaire, deux jours de repos la réparent. Les visceres lâches & flottans dans le bas-ventre reprennent la force tonique nécessaire pour dissiper les sucs superflus qui les engorgent, & reporter à l'enfant la nourriture à l'extérieur & par la voie des mamelles.

La vie concentrée pendant neuf mois à la matrice, semble se répartir après l'accouchement, du centre à la circonférence. La transpiration insensible, diminuée pendant la grossesse, est très-considérable après l'accouchement. Les sueurs qui arrivent alors, sont si naturelles, si nécessaires, que toute femme qui, dans sa couche, n'a pas transpiré facilement & sans effort, aura dans la suite plus ou moins de désordres à combattre : ces sueurs indiquent que les mouvemens vitaux ſe portent librement du centre à la circonférence : elles réſolvent les congeſtions ; évacuent des ſucs étrangers ; rétabliſſent l'harmonie dans toutes les ſecrétions, & dans tous les mouvemens de la vie.

Si la nature manque d'énergie pour pouſſer au-dehors la vapeur halitueuſe de la tranſpiration, ou ſi quelque cauſe refoule ſubitement à l'intérieur cette même vapeur, elle va ſe porter dans les lieux les plus relâchés & les plus affoiblis. D'abord elle n'eſt qu'un air qui gonfle, qui météoriſe, puis elle devient une roſée qui raſſemblée, produit un amas énorme de ſéroſité dans le bas-ventre, & principalement dans l'épiploon organe du lait, grand ſac cellulaire d'une bien foible énergie.

Si les viſceres du bas-ventre, & ſur-tout l'épiploon perdent facilement en tout tems leur force tonique, la groſſeſſe & tous ſes effets l'affoibliront bien davantage. Si à toutes ces cauſes il s'en joint encore de propres à affoiblir l'économie entiere, elles influeront au point d'enlever aux parties toute leur action. Ainſi lorſque la matrice n'ayant pas eu d'énergie pour pouſſer l'enfant, l'a livré aux efforts du diaphragme plutôt qu'elle ne l'a expulſé, après un tel accouchement, les viſceres, au lieu de reprendre du ton, tombent dans une foibleſſe extrême. Alors à l'époque où le lait doit monter aux ſeins par la force tonique de l'économie, les forces toutes abbatues laiſſent s'établir l'engorgement dans des parties naturellement foibles, & ultérieurement encore affoiblies. Alors l'épiploon eſt un centre auquel vient ſans réſiſtance aborder de tous côtés la ſéroſité de toute l'économie.

Parmi la foule des cauſes qui peuvent tranſporter ou laiſſer fluer vers le bas-ventre la ſéroſité de toute l'économie, la plus funeſte, ſans contredit, c'eſt le froid combiné à l'humidité ; c'eſt la plus propre à enlever à cette partie toute ſon énergie.

Une douce chaleur eſt néceſſaire à la génération ; elle l'eſt également à la propagation. La chaleur eſt l'ame du monde, le principe de la vie. Un grand nombre d'animaux & de végétaux ne peuvent vivre & propager que dans des climats chauds. Mais tout périt, tout languit au moins par la froidure & l'humidité. Les fruits coulent s'ils ſe forment en un tems humide. Mais l'homme en maîtriſant ſeul par le feu la nature, a ſu l'imiter, la ſeconder & la perfectionner. J'ai déjà dit que de ſimples linges chauds appliqués dans le moment de l'accouchement ſur le bas-ventre, ſont les vrais inſtrumens que la nature exige; tandis qu'elle rejette avec horreur tous les moyens violens qui ne ſavent pas l'imiter. Le froid eſt l'ennemi de la propagation, & s'il eſt combiné à l'humidité, c'eſt un principe de deſtruction & de diſſolution de la vie.

D'après ces principes, développons la cauſe de la maladie fatale qui ataque dans leur couche les femmes, ſur-tout à l'Hôtel-Dieu de Paris.

C'eſt dans le bas-ventre un épanchement ſubit de ſéroſité & de lymphe coagulée que rien ne peut ni réſoudre, ni évacuer. Les médecins de cet hôpital avouent que nul art encore n'a pu la prévenir.

Feu M. Doucet, médecin de cet hôpital, dans l'été de 1782, obſerva qu'une femme avoit des nauſées à la ſuite de ſon accouchement, & qu'elle ſembloit diſpoſée au fatal épanchement. Il lui fit donner un vomitif compoſé d'hypécacuana. L'épanchement n'arriva point. Il inſiſta ſur le remede, & la femme recouvra une bonne ſanté. On employa le même moyen envers toutes celles qu'on crut diſpoſées à cette terrible maladie.

On a publié que le vomitif remedioit à cette funeſte maladie. Mais il s'en faut que l'hypécacuana produise tout ce qu'on s'en étoit promis. Ce remede administré depuis long-tems par des nations étrangeres, a paru souvent insuffisant, comme il l'a été depuis dans l'Hôtel-Dieu même de Paris; c'est pourquoi j'ai pensé qu'il falloit reconnoître son insuffisance sans le négliger, & qu'on devroit s'attacher spécialement aux moyens de prévenir cette maladie, sur-tout dans l'Hôtel-Dieu de Paris. Oserois-je dire que je crois avoir trouvé les causes de cette maladie, ce qui conduiroit naturellement aux moyens propres à la prévenir?

Cette maladie n'est pas due primitivement aux miasmes méphitiques des autres salles, comme le croit le vulgaire. Ces miasmes ne doivent être comptés tout au plus que comme des causes secondaires. Les miasmes existent toujours; mais la fievre puerperale ne regne qu'en certains tems, qu'en certaines saisons, qu'on peut déterminer avec précision.

En rapprochant son invasion des observations météorologiques, on voit qu'elle ne s'est manifestée que dans les tems froids & humides d'hiver, appellés tems de morfondure. On l'observe encore dans les tems humides & chauds d'été, mais moins communément. On ne la voit presque point dans les tems secs & froids, ou secs & chauds: en sorte qu'en parcourant les tables météorologiques d'un grand nombre d'années précédentes, on peut déterminer quelles sont celles où elle a fait des ravages. Ce sont les années les plus humides. En 1742, après des pluies continuelles, où il y eut de grosses eaux, cette maladie fut désastreuse non-seulement à l'Hôtel-Dieu, mais dans tout Paris. En Novembre & Décembre 1774, elle a fait de grands ravages. A la fin de 1782, & au commencement de 1783, elle enleva un grand nombre de femmes, quelques soins que l'on ait pris d'administrer le remede que l'on croyoit alors spécifique. Elle regne dans le royaume humide de l'Angleterre; & c'est-là qu'elle a pris le nom de fievre puerperale. On la voit sur-tout dans l'hôpital situé sur les bords de la Tamise; mais elle n'y produit pas les mêmes ravages qu'en France.

Depuis Novembre, jusqu'en Mars & Avril, pendant les six mois, où l'influence solaire est la moins forte en notre climat, où le froid & l'humidité regnent dans l'athmosphere, cette maladie, appuyée sur les deux qualités de l'air fatales à l'économie, produit la destruction des femmes en couches. Pendant ces deux saisons les vents soufflent du sud à l'ouest & au nord, & du nord à l'ouest & au sud. Ces vents, après avoir balayé les mers, arrivent à nous dans l'hiver chargés d'un excès d'humidité froide qui supprime la transpiration. Quand ces vents humides & froids se sont soutenus avec constance au même point, alors ils produisent une influence générale, une disposition à des fluxions, à des congestions & à des rhumatismes, à des fievres lentes nerveuses & putrides. Baillon avoit observé qu'à Paris, lorsque les vents sont constamment à l'ouest, ils influent spécialement sur le bas-ventre. Or, si cet état de l'athmosphere produit des maladies du bas-ventre dans les constitutions les plus robustes, combien plus grande sera son influence sur le bas-ventre des femmes, qui a perdu la plus grande partie de son énergie par la grossesse, par l'accouchement, & par une foule d'autres causes accessoires. Si le tems devient sec, la maladie disparoît, tant l'humidité a d'effet pour la produire.

Mais pourquoi se montre-telle à l'Hôtel-Dieu plus qu'en aucun autre endroit de la ville ? C'est qu'en ce lieu se rencontrent les circonstances de tout genre, propres à la produire. Rien n'est plus capable de causer un rhumatisme, une fluxion, un catarre, une fievre lente nerveuſe, enfin un déſordre, ou particulier ou général dans toute l'économie, que le ſéjour pendant l'hiver, & ſans feu, en une chambre qui a ſes ouvertures ſur la riviere. L'athmoſphere humide & glaçante, dans laquelle le corps ſe trouve plongé, ſoutire le feu athmoſphérique des ſolides & fluides, & réſout les liens de la vie.

La ſalle des femmes en couche de l'Hôtel-Dieu eſt ſituée ſur la riviere, expoſée à l'oueſt & au nord. Cette ſalle eſt plongée pendant l'hiver en une athmoſphere d'humidité glaçante, & c'eſt cette froidure humide qui fait les plus terribles ravages ſur des femmes expoſées à en recevoir les deſtructives impreſſions. Il n'y a point de feu flambant dans cette ſalle pour abſorber cette athmoſphere. On trouve ſeulement à ſon extrémité un poële qui n'échauffe pas convenablement, en ſorte que le froid humide doit en ce lieu, plus que par-tout ailleurs, produire ſon influence. On eſt dans l'uſage tous les lundis de laver cette ſalle : auſſi cette maladie ſe manifeſte plus fréquemment les lundis que les autres jours. On obſerve encore qu'elle attaque plus ſpécialement les femmes dont les lits ſont auprès des fenêtres qui s'ouvrent ſur la riviere.

Cette maladie regne également dans les étés humides & pluvieux ; tems où la nature est plus disposée que dans d'autres à la décomposition & à la putréfaction des humeurs.

Cette métastase a deux caracteres différens. Tantôt elle paroît l'effet d'une simple congestion de la vapeur halitueuse animale refoulée de toute l'économie dans le lieu le plus foible ; tantôt elle est due à une perte absolue de ton dans le bas-ventre & dans l'économie entiere. Tous les fluides animaux sont alors décomposés & passent à la putridité la plus horrible, en sorte que dans les femmes qui meurent de ce fatal accident, la congestion séreuse qu'on trouve au bas-ventre est tantôt d'un caractere de simple épanchement ; d'autres fois, elle a celui d'un épanchement putride : putridité bien terrible puisque ceux qui ont le malheur de se faire la plus légere piqure en ouvrant de semblables cadavres, contractent une maladie qui, semblable au poison des serpens, produit une jaunisse & la mort ; si l'on réchappe des effets de cette piqure, ce n'est qu'après des dépôts qui nécessitent à de grandes opérations.

On ne peut douter qu'une putridité semblable ne soit contagieuse pour les femmes, que l'état de foiblesse de leur économie dispose à recevoir les fâcheuses influences de l'athmosphere. Aussi l'on remarque qu'une femme en couche placée dans le lit où une autre avant elle est morte de cette maladie, la contracte plus rapidement, si d'ailleurs l'état de l'athmosphere l'y dispose.

Quand je communiquai mes vues à M. Majault, médecin depuis 25 ans de cet hôpital, ce savant observateur confirma mon opinion fondée sur l'observation, & me communiqua ses propres idées avec ce zele que lui inspire son amour pour une science qu'il exerce depuis 50 ans avec succès. Il me confirma de plus en plus dans l'opinion que m'avoit inspiré Hippocrate, qu'il est d'une nécessité absolue en médecine, d'étudier la météréologie.

Dans l'été de 1781, qui fut très-chaud & très-sec, M. Majault, en sortant de la salle des femmes, attaquées de la petite vérole, salle dont les ouvertures sont sur la riviere au nord, fut complimenté par la dame Religieuse sur ses succès. Madame, dit M. Majault, « daignez me » suivre dans la salle des petites véroles des « hommes : beaucoup y périssent, & presque » tous sont dans la situation la plus affreuse ».

La raiſon d'une contrariété ſi frappante, c'eſt que la ſalle des hommes expoſée ſur la rue & au midi, n'étoit rafraîchie par aucune humidité, tandis que celle des femmes ſur la riviere & au nord étoit rafraîchie par une humidité qui corrigeant la ſécheresse de la ſaiſon, revivifioit l'économie, comme l'eau revivifie les plantes. L'athmoſphere humide de la riviere qui ſoutiroit, & dans l'économie l'excès de chaleur que produiſoit la petite vérole, & dans l'air celle des feux de l'été, cette même athmoſphere combinée dans l'hiver à une froideur pénétrante, ſoutire le feu conſtituant & mal enchaîné de l'économie humaine, & devient fatale à la ſuite de l'accouchement.

En Juin 1782, on remarqua le premier ſuccès de l'hypécacuana; mais dans le mois précédent, qui avoit été très-froid & très-humide, la mortalité avoit été effrayante, & elle ceſſoit en Juin: elle n'exiſtoit plus en Septembre, quand on publia que l'hypécacuana étoit un ſpécifique: mais en Novembre & en Décembre, il périt un grand nombre de malades; ſur-tout en Décembre, alors il en périſſoit quelquefois juſqu'à ſix & ſept par jour. Ceux qui attachoient trop d'importance à l'hypécacuana, diſoient que les femmes mouroient de fievre putride : mais le météorisme & la congestion ne sont qu'un symptôme de la putridité : on s'est trop attaché à donner un nom spécial à celle qui vient à la suite de l'accouchement : il eût été plus nécessaire d'en rechercher les causes disposantes dans la considération particuliere de l'état des solides & des fluides, & de toutes les parties de l'économie des femmes accouchées.

Beaucoup de femmes n'ont pas voulu prendre l'hypécacuana, néanmoins elles ont relevé de leurs couches : elles n'avoient donc pas la fievre puerperale, puisqu'on dit qu'avant l'administration de l'hypécacuana, aucune n'étoit échappée. Un vomitif végétal dans les suites de couches fâcheuses est un grand remede sans doute ; mais on a donné à celui-ci trop de valeur.

En Janvier 1783, la mortalité a diminué sensiblement, parce que l'athmosphere étoit alors moins humide & moins froid. Je n'ai pu avoir des résultats certains de 1786 & de 1787 ; mais je présume que cette maladie a existé, qu'elle a dû même être très-fréquente ; parce que je l'ai rencontrée plusieurs fois dans les maisons exposées sur les ponts à l'influence humide & froide de la riviere.

A la grande cauſe générale qui produit cette maladie, à l'humidité, ſe joint une foule d'autres cauſes acceſſoires, & l'Hôtel-Dieu de Paris eſt l'endroit qui les réunit en plus grand nombre.

Les femmes qui ſe rendent à cet hôpital ont été la plupart mal nourries : elles ont eu un grand nombre d'enfans, & leur ventre, naturellement gros, flaſque, ridé, farci d'humeurs diſpoſées à la décompoſition, reſte ſans énergie pendant la groſſeſſe, & principalement après l'accouchement. Le chagrin, la miſere, & quelquefois la crapule produiſent le même affoibliſſement. Pluſieurs de ces femmes viennent à l'Hôtel-Dieu un mois avant leur accouchement ; de mal nourries qu'elles étoient, elles paſſent à une profuſion d'alimens qui accroît leur diſpoſition naturelle à la maladie. D'ailleurs, on les fait travailler jusqu'à ce qu'elles accouchent, au blanchiſſage, dans un endroit humide & froid : de plus, on les ſevre de la ſociété, & ces femmes, accoutumées à l'excès, j'oſe même dire au libertinage de la liberté, ſe déplaiſent & ſe chagrinent.

A la ſuite de la plupart de ces accouchemens, il faudroit provoquer la tranſpiration par des cordiaux, des calmans, des toniques, heureuſement mêlangés. Il faudroit aider la nature à remplir ses fonctions conservatrices. Mais la nature est épuisée, & l'on lui laisse tout faire. Qu'en résulte-t-il? C'est qu'à l'époque de l'ascension du lait aux mamelles, le bas-ventre, qui doit refouler la sérosité animale vers les seins, manque d'énergie, & tombe en une foiblesse & en une syncope qui permet à la vapeur aqueuse, qui se résout dans toute l'économie, de se précipiter dans le sac de l'épiploon, comme une pluie abondante. C'est alors qu'on s'apperçoit du fatal dépôt.

Le troisieme, quatrieme, cinquieme jour sont-ils passés sans accident, on répartit les femmes dans d'autres sales où elles sont exposées à l'air des fenêtres qui s'ouvrent sur la riviere, où elles n'ont que des boissons froides, où elles sont quelquefois dans des draps humides, ou enfin elles mangent une boullie malsaine qu'on a l'habitude de donner aux femmes accouchées dans cet hôpital. Enfin, elles y sont exposées à la foule de causes qui provoquent cette terrible métastase.

Cet épanchement du bas-ventre, n'est autre chose qu'un symptôme funeste de la fievre putride nerveuse, maladie à laquelle on a donné le nom de fievre puerperale; c'est-à-dire, fievre propre aux femmes accouchées, mais qui ne differe en effet des autres maladies putrides que parce qu'à la suite de l'accouchement le bas-ventre des femmes est en un état particulier de foiblesse, & leurs humeurs en un état particulier de décomposition. J'ose assurer que cette maladie est la vraie cause de la mort de presque toutes les femmes qui périssent dans leur couche. C'est ici qu'il importe de ne pas faire autant de maladies que de symptômes. C'est ici qu'une foule d'effets très-distincts, très-différens dans leur intensité, sont le produit des causes communes & générales que nous avons indiquées.

Nous avons vu que dans le travail de l'accouchement, l'inertie de la matrice seule, ou de toute l'économie peut avoir les effets les plus funestes, si l'on ne la reconnoît pas, & si l'on n'y remédie pas convenablement. La fievre puerperale est après l'accouchement l'effet de cette même inertie dans tout le bas-ventre : elle est accompagnée quelquefois d'une extrême décomposition des humeurs. Selon les parties différentes qui perdent le ressort, selon que cette perte est locale ou générale, on voit cette maladie prendre diverses formes & produire divers symptômes.

Il n'est point de maladie plus fatale que la fievre puerperale : il n'en est pas où les délais soient

ſoient plus dangereux : il n'en eſt pas qu'on néglige plus & qu'on prévoie moins. C'eſt un ennemi qui attaque d'une maniere ſourde & preſqu'inviſible. A peine commence-t-il à ſe manifeſter, que déjà ſa force eſt inſurmontable, parce que déjà les forces vitales ſont épuiſées.

Ce qui trompe dans cette maladie, c'eſt que ſouvent la peau eſt fraîche, la langue eſt humide, les lochies coulent bien, la tête eſt ſaine, la reſpiration eſt bonne ; & néanmoins avec tous ces ſymptômes favorables, le danger eſt extrême.

Je ne m'arrêterai point à préſenter ici des ſymptômes acceſſoires qui variant dans chaque ſujet, font varier les opinions ſur les cauſes.

Deux ſymptômes principaux doivent fixer l'attention : ſavoir, la vivacité du pouls & la ſenſibilité dans le bas-ventre.

Dans la fievre puerperale le pouls eſt très-vif & très-foible. Il y a 100 à 130 pulſations par minute. Sur la fin elles ſont en ſi grand nombre qu'on ne peut les compter. Ce battement du pouls eſt un ſymptôme ſi caraſtérique, que quoique tous les accidens allarmants diminuent, ſi les pulſations ne diminuent pas de nombre par minute, le danger n'eſt aucunement diminué. L'examen du pouls ſert en cette maladie plus qu'en aucune autre, à établir un pronoſtic ou conſolant, ou terrible ; c'eſt l'art du pronoſtic dans la médecine qui doit confondre les incrédules ſur cette ſcience, & leur prouver que la médecine n'eſt pas vaine & conjecturale.

Quant à la ſenſibilité du bas-ventre qu'on remarque dans cette maladie, c'eſt une douleur aigue, ſoit dans l'une ou l'autre région iliaque, ſoit aux aines, ſoit au pubis, ſoit enfin dans toute la région de l'abdomen. Elle eſt telle que les femmes ne peuvent rien endurer ſur le ventre qui eſt météoriſé, mais qui d'autres fois ne l'eſt pas, quoique le dépôt ſe forme.

Ce dépôt eſt précédé de petits friſſons, d'envies de vomir, de diarrhée : ces ſymptômes ne ſont point conſtans. Quand le mal s'accroît, la douleur du bas-ventre provoque à pouſſer un cri aigu ſi particulier, qu'il ſuffit ſeul pour reconnoître cette maladie. Ce cri eſt accompagné d'une briéveté plutôt que d'une difficulté de reſpiration. La malade ne reçoit l'air qu'à l'entrée de ſa trachée artere. En effet, ſi l'air gonfloit les poulmons, le diaphragme en s'abaiſſant, & les muſcles du bas-ventre en ſe contractant, mettroient entre deux preſſes les parties intérieures qui ſont d'une ſenſibilité exquiſe. C'eſt donc pour éviter cette pression excessivement sensible que la femme est portée malgré elle à inspirer si peu d'air à la fois.

La sensibilité dans l'un des points du ventre, commence quelquefois pendant le travail de l'enfantement : on n'y fait pas assez d'attention. On prend cette douleur pour une colique légere, mais la moindre négligence devient fatale. Aussi je n'entends jamais sans frémir, & sans y porter un prompt remede, une femme se plaindre de sensibilité douloureuse dans le bas-ventre. Pour avoir négligé ou méconnu ces premieres annonces, le secours vient souvent trop tard. Cette terrible métastase doit & peut être prévue ; car quand elle existe, tout l'art de la médecine est le plus souvent inutile contre elle.

Après la mort, on trouve la matrice pour l'ordinaire en un état naturel : mais l'épiploon est très-souvent gangrené. Les intestins sont en différentes parties rougeâtres ; leur reseau vasculaire semble être injecté. Ces apparences ont porté à croire que la fievre puerperale étoit une maladie inflammatoire : il n'en est rien. Cette opinion mal fondée a conduit quelquefois à une fausse pratique. La rougeur des intestins, la gangrene de l'épiploon sont l'effet des compressions, des contusions

& de la stagnation du sang qui n'a pu être résout, vu le défaut d'énergie vitale.

La matrice, par son volume & son poids fait quelquefois contusion sur les intestins grêles, dans la région iliaque, au milieu & au-dessus du pubis & sur l'épiploon porté à gauche. L'épiploon est un sac très-tendre, plus exposé qu'aucune autre partie aux effets de cette compression & contusion. Jai observé cette contusion sur la matrice même ; elle avoit été faite pendant la grossesse, par la ligne tranchante de l'os pubis droit. Nos livres n'ont fait nulle attention à ces sortes de contusions, dont les effets sont d'autant plus terribles que la vie est plus éteinte dans la troisieme cavité. Les divers points de douleur qu'on observe en cette maladie, sont les divers points où se font ces compressions & contusions. Cette observation est essentielle en pratique : elle mene à ne pas solliciter la femme pendant l'accouchement à des efforts propres à les produire : elle conduit à user des moyens résolutifs quand on soupçonne ces contusions. Et l'on sent facilement ici comment, lorsque le dépôt se prépare, l'engorgement tiraille les fibres contuses, & cause une sensibilité exquise.

Il est important de ne pas prendre de femblables contusions pour des inflammations.

On a trouvé souvent du sang en quantité considérable dans les poulmons, parce que pendant la grossesse la pression sur tous les gros vaisseaux du bas-ventre fait refluer beaucoup de sang à la poitrine, d'où résulte toux & palpitation. La maniere dont la femme respire quand la maladie existe est une seconde cause d'engorgement au poulmon.

Le dépôt dans le bas-ventre à la suite des couches, si fréquent à l'Hôtel-Dieu, n'est donc qu'un symptôme de la maladie putride, ou un effet de métastase, à laquelle les femmes sont alors spécialement disposées à raison de la foiblesse particuliere du bas-ventre & de l'état naturel de décomposition des humeurs. Les vapeurs putrides qui s'élevent des matieres excrémentitielles des entrailles, la pression qui se fait sur tous les visceres, l'état particulier de l'athmosphere, le local froid & humide, toutes ces causes & beaucoup d'autres enlevent, à des visceres déjà bien affoiblis, le peu qui leur reste d'énergie. Il est facile de sentir quelles sont les autres circonstances encore qui produiront ce cruel mal. Ainsi les femmes qui feront accouchées de deux enfans à la foie, celles qui auront eu de grandes pertes en accouchant, les pléthôriques chez lesquelles on n'aura pas favorisé la résolution du sang par la saignée, celles qui auront habité des lieux humides & froids, toutes ces femmes, deviendront sujettes à la fievre puerperale & à ses effets mortels, & d'autant plus qu'elles auront été exposées, avant, pendant, & après leur accouchement, à un plus grand nombre de ces causes, ou seulement à une plus grande intensité d'une d'elles.

La fievre puerperale n'est point une maladie particuliere à l'Hôtel-Dieu; mais elle produit à l'Hôtel-Dieu de Paris plus fréquemment qu'ailleurs, un dépôt énorme dans le bas-ventre, de férosité & de matiere coagulable, parce que les causes qui peuvent donner lieu à cette métestase terrible, existent en ce lieu en plus grand nombre & avec plus d'intensité qu'ailleurs.

J'ai vu ce dépôt dans différens quartiers de la ville, mais particuliérement chez les femmes indigentes, dont le ventre avoit été farci pendant la grossesse de matieres putrides, & qui habitoient des lieux bas ou des chambres sur la riviere exposées à une athmosphere froide & humide. Je l'ai vu dans toutes les saisons, mais plus particuliérement quand les vents froids &

humides ont regné long-tems au même point ; & dans cette derniere circonſtance l'invaſion de cette maladie eſt plus rapide & les ravages ſont plus grands. Le moindre des ſymptômes un inſtant négligé, laiſſe la maladie faire des progrès ſourds, ce qui la rend abſolument incurable quand elle ſe manifeſte plus ſenſiblement. J'ai cependant guéri une femme qui avoit ce fatal dépôt. Il ſe fit dans le vagin une tumeur dans laquelle on ſentoit un fluide correſpondant à celui du bas-ventre. Je l'ouvris avec le pharingotome. La ſérosité s'échappa, & les évacuans combinés aux cordiaux amenerent la femme Gorgus à une parfaite guériſon.

C'eſt ſans doute à raiſon de cet athmoſphere humide & froid que les femmes qui habitent ſur le haut de certaines montagnes de la Suiſſe près des glaciers, deſcendent dans la plaine pour y faire leurs couches. L'expérience apprend que le voiſinage du glacier produit, ſur-tout lorſque les vents le balayent, une influence fatale ſur les femmes accouchées.

Cette maladie a deux caracteres bien différens : tantôt elle n'eſt qu'un ſimple refoulement vers le bas-ventre de toute la ſérosité qui circule en vapeur dans l'économie, & qui ſe précipite en pluie dans le bas-ventre. Mais d'autres fois il y a en même tems une telle décompofition dans toutes les humeurs, que j'ai vu les femmes en s'appuyant fur leurs coudes, en enlever l'épiderme.

La matiere de cette métaftafe eft-elle proprement du lait? J'ai vu des amas de férofité & de matiere coagulée, parfaitement femblables dans des jeunes gens morts de cachexie écrouelleufe. On parle beaucoup de dépôt de lait, mais on ne fait pas encore bien quel eft le méchanifme de la formation & de la fecrétion de cette liqueur dans l'économie de la femme. Je réferve en un autre tems à traiter de cet objet important.

L'état des femmes accouchées bien développé, il fera facile de fentir quelles font les caufes de la fievre puerperale. On pourra facilement alors la prévoir & s'y oppofer. C'eft la connoiffance des caufes qui fait principalement prévoir & guérir les maux. On fentira parfaitement alors combien la prévoyance eft un point ici capital, & pourquoi l'art eft fi infructueux quand on a perdu les premiers tems.

On veillera fur-tout à l'état du bas-ventre. On tâchera d'y entretenir ou d'y rétablir l'énergie vitale. On en expulsera les humeurs par des laxatifs toniques & l'on redonnera ensuite de l'énergie par des doux cordiaux. Des trois cavités du corps, c'est la plus affoiblie après l'accouchement. On veillera donc pendant la grossesse à en dissiper la pléthôre sanguine pour éviter à la nature un travail que quelquefois elle ne pourroit faire pour la dissiper. On évitera le froid, l'humidité, enfin tout ce qui peut affoiblir la puissance nerveuse, & l'on employera tout ce qui peut la provoquer. Pendant l'accouchement, on ménagera l'énergie du bas-ventre par le repos, & l'on agira selon les indications qui seront, je l'espere, plus faciles à saisir d'après les précédentes considérations. Immédiatement après l'accouchement, on donnera à la femme une espece de syrop de sucre bien chaud, avec un peu de vin, ou bien d'heure en heure une potion calmante & cordiale, composée selon les indications qu'on se propose de remplir.

Tout foyer de putridité dissipé dans le bas-ventre, au moindre signal de maladie, donné sur-tout par l'accélération du pouls ou la douleur dans le bas-ventre, on insistera sur tous les remedes propres à rétablir la transpiration. Quelquefois un simple lavement émollient, une flanelle humide & chaude, appliquée ſur le bas-ventre, ſuffiſent pour ramener l'ordre. La maladie paroît-elle plus forte, un vomitif alors donne une ſecouſſe heureuſe qui diſtribue & repartit dans toute l'économie l'énergie qui ſembloit s'exhaler. Ce vomitif chaſſe les humeurs putréfiantes du canal inteſtinal, il rétablit les mouvemens vitaux & devient propre à recompoſer les fluides. J'ai donné, dans ce cas, les vomitifs joints à dix, douze onces de différentes eaux aromatiques diſtillées, pour remplir pluſieurs indications.

A la ſuite du vomitif, j'ai adminiſtré avec beaucoup de ſuccès une potion dont je donne de deux heures en deux heures une cuillerée. Elle peut être compoſée avec ſix onces d'eaux aromatiques diſtillées, ſix gros à une once d'eſprit de mendérérus, qui eſt l'union de l'acide végétal & de l'alkali-volatil, d'où réſulte un ſel neutre, cordial, très-analogue à notre économie, & qu'on donne ici trop timidement : j'y joins encore quinze à vingt gouttes de laudanum de Sydenham, quelquefois un gros de ſel de quinquina, cinq à ſix gouttes d'éther vitriolique, une once à deux de ſucre, & par fois encore un gros de lillium de Paralelſe, médicament très-précieux qui ne me semble qu'une matiere huileuse plus efficace dans l'économie que la substance éthérée dont on le retire. L'on ne peut ici donner rien de précis ; c'est à un médecin habile à combiner ces divers remedes d'après les diverses indications qu'il se propose de remplir. On peut obtenir plusieurs effets à la fois : on peut remédier à plusieurs causes. C'est ici qu'il est vrai de dire que le pilote doit être au gouvernail. On peut remarquer ici que l'art des accouchemens exige beaucoup plus de connoissances médicinales que chirurgicales, & que la division que nos institutions sociales ont fait des différentes branches de la médecine des femmes, a bien empêché que la science des accouchemens ne fût aussi utile qu'elle le pourroit être. C'est le sentiment de l'importance de cette vérité qui a conduit plusieurs nations à confier aux médecins la pratique & l'enseignement des accouchemens.

Des moyens bien simples s'opposent à une maladie bien fatale, parce qu'après l'accouchement la nature est en équilibre. Un rien fait pancher l'économie vers son salut ou vers sa perte : un rien rallume le feu de la vie prêt à s'éteindre : un rien recompose les liqueurs & y enchaîne l'athmosphere vivifiant prêt à s'en exhaler : mais pour adminiſtrer ce rien ſi ſalutaire, il faut connoître les cauſes.

Le premier moyen de s'oppoſer à cette fatale métaſtaſe à l'Hôtel-Dieu de Paris, c'eſt de placer les femmes en couche en une autre ſalle moins expoſée à l'humidité froide que celle où elles ſont aujourd'hui. Un hôpital de femme en couche devroit être en un lieu ſain & ſec, expoſé au levant & au midi.

Quand l'air eſt humide & froid, il faudroit entretenir dans cette ſalle des feux flambans pour conſumer l'humidité de l'air. Un hygrometre ſeroit aux médecins un inſtrument néceſſaire. Il faudroit s'attacher à d'autres moyens de propreté que le lavage dont l'influence eſt nuiſible, ainſi que nous l'avons dit.

Nous avons expoſé les cauſes; on prévoira quelles ſont les femmes chez leſquelles la métaſtaſe pourroit ſe faire: on la préviendra par les moyens que nous avons indiqués.

Il n'eſt pas ce me ſemble dans la nature des choſes, que les médecins dans un hôpital, n'aient preſque aucune prépondérance. Il ſemble que l'Hôtel-Dieu appartient ſpécialement aux chirurgiens: ils y regnent abſolument. La ſalle des morts est un empire, où l'on ne peut aborder que très-difficilement (1).

(1) On vit à l'Hôtel-Dieu de Paris, il y a quelques années, une femme de 50 ans qui avoit perdu au retour d'âge tout sentiment. On portoit le fer & le feu sur toutes les parties de son corps, sans qu'elle en reçût la moindre impression. Néanmoins elle conservoit le mouvement : elle se tournoit, elle regardoit ce qui l'entouroit, ployoit ses membres, mais comme une pure machine ; car tout sentiment physique & moral étoit absolument éteint. Le mouvement lui-même sembloit de tems en tems s'anéantir : on le rallumoit en la saignant du pied. Elle succomba.

Une foule d'observations m'ont conduit à ce principe que j'ai déjà établi ; savoir, que nos opérations sont d'autant plus intérieures, qu'elles sont plus parfaites. Le principe du mouvement me paroît exister dans l'écorce du cerveau & dans tout l'extérieur des nerfs. Le sentiment, opération la plus parfaite, se passe je crois dans leur pulpe. C'est pourquoi il étoit pour moi de la plus grande importance d'obtenir l'ouverture du cadavre de cette femme, pour observer la pulpe du cerveau qui, d'après mes principes, devoit être altérée.

Je fus m'adresser à un médecin alors en exercice à cet hôpital. Mais l'autorité des médecins est si légere à l'Hôtel-Dieu de Paris, qu'il fut bien difficile de me procurer l'ouverture du cadavre. J'y parvins.

L'ouverture du cadavre offrit une matiere sanieuse dans le corps calleux du cerveau. Toute la substance pulpeuse du cerveau, du cervelet, & de la moëlle al-

Les moyens de s'inſtruire ſont en cet hopital, bien difficiles pour ne pas dire impoſſibles.

Ne ſeroit-ce pas le chef-d'œuvre de la politique & de l'intelligence de faire ſortir de la deſtruction, la ſcience de la conſervation ? On voit

longée, étoit altérée dans ſa couleur, & probablement dans ſes principes, & même juſqu'aux points pulpeux du nerf ſciatique étoient gris. Mais la ſubſtance corticale de tout ce ſyſtème, n'offroit pas la plus légere altération : ce qui me confirma de plus en plus que le ſentiment au moral comme au phyſique eſt une opération de la pulpe nerveuſe, tandis que le mouvement eſt une opération de la ſubſtance corticale : ces vues m'ont ſervi à établir quelquefois le prognoſtic des affections nerveuſes. Quand il y a beaucoup de ſenſibilité avec peu ou excès de mobilité, le prognoſtic eſt bien moins fâcheux que quand la ſenſibilité eſt preſque éteinte, ſoit au phyſique, ſoit au moral. J'ai quelquefois remarqué que la ſenſibilité ſe ranime, que la mobilité reparoît, qu'enfin les opérations renaiſſent de la pulpe des nerf, comme de leur foyer ; ce qui indique (quelqu'allarmant que ſoient les autres accidens) que la vitalité eſt augmentée dans la pu'pe des nerfs où elle réſide capitalement.

Que d'obſervations en ce genre on pourroit faire en cet hôpital, qui ſerviroient à nous réveler le ſecret des fonctions étonnantes de notre cerveau, & qui nous apprendroient qu'il peut exiſter un art & des principes certains pour perfectionner l'intelligence humaine !

en ce lieu ſe renouveller perpétuellement le tableau de toutes les infirmités poſſibles dans notre climat. On prend des moyens diſpendieux pour conſerver la population. Il en eſt un bien ſimple & bien naturel, & qui ne coûteroit aucune dépenſe. Que deux médecins habiles dans la pratique & dans la théorie, reforment au lit du malade la théorie par la pratique, & par la pratique étendent la théorie. Ne ſeroit-il pas intéreſſant de joindre à cet hôpital un ſéminaire de médecins qui de-là ſeroient diſtribués dans différentes provinces, où ils porteroient des ſecours aſſurés dans les maladies. Les livres ſe multiplient, l'erreur ſe propage & l'enſeignement capitalement néceſſaire eſt négligé.

J'oſe croire, d'après une profonde méditation ſur cette matiere, que ce que je propoſe ici eſt le ſeul & vrai moyen de perfectionner la médecine dans chacune de ſes parties, au point de faire changer au bout de quelques années le calcul ordinaire de la mortalité, à l'avantage de la population. Que n'a-t-on pas droit d'eſpérer en ce ſiecle de l'attention particuliere que donnent aujourd'hui à l'aſyle des malheureux, notre Roi bienfaiſant & ſes miniſtres éclairés?

FIN.

www.ingramcontent.com/pod-product-compliance
Ingram Content Group UK Ltd.
Pitfield, Milton Keynes, MK11 3LW, UK
UKHW021150260726
13994UKWH00001B/377